ちくま新書

70歳までに脳とからだを健康にする科学

石浦章一
Ishiura Shoichi

70歳までに脳とからだを健康にする科学【目次】

図版イラスト＝豊岡絵理子

はじめに

本書は、素晴らしい発展を続けている生命科学の現在を皆さんに知っていただきたくて、私たちに関係する最新の話題を取り上げご紹介する一冊です。特に皆さんはご自分のからだのことや脳と心に興味があるのではないでしょうか。脳とからだを健康にする知恵としても読んでいただけるように工夫しました。

最初に、生命科学は生物学と違うという話をしましょう。私たちのほとんどは、中学校や高校で生物学を学びます。生物学というのは、動物と植物、そして微生物を主に研究する学問です。特に、小中高の初等中等教育では、身の回りで観察しやすい前二者が中心で、ようやく最近になって小学校でも人間のことを学ぶようになってきました。しかし、微生物の詳しいことなどは大学で初めて学ぶのです。

ところが生命科学は違います。中心はヒトの生物学ですが、加えて地球上のすべての生物を対象にする学問なのです。手法の中心になっているのはDNA、ゲノムで、医療、進化、食と健康、薬、脳、環境までを幅広く扱います。高校までと大きく異なるのは、これに加えて心理学、倫理学なども加わることなのです。実は、歴史もDNA鑑定で覆《くつがえ》るということも最近明らかになっているのです。以下の章に分けて、生命科学の最新の話題と発展のすごさを解説していきましょう。

第1章ではタンパク質と老化の話です。タンパク質摂取は一生続けなければならず、介護生活にならないためにも筋肉をつける必要があるという話から、タンパク質の異常を伴う認知症の話をします。ここは私の専門なので、最新のアルツハイマー病治療薬の話もしたいと思います。

第2章は肥満とダイエットを取り上げます。皆さんの人生の中で、ほんのちょっとの体重の増減で苦労された方も多いと思います。なぜ減量が難しいかを説明し、上手な体重管理法を学びましょう。

第3章では、筋肉と体力について運動と筋肉の関係を学びます。年を取っても筋肉をつける重要性を分かっていただきたいと思います。また最新の「脳腸連関」についても話題として覚えてほしいものです。

一転して第4章からは、最新の生命科学の話題が並びます。第4章は脳です。私が一般の人と話をするとき、一番話題として挙がるのは老化と脳のことです。脳は、皆さんにとって未知の領域であるだけでなく、解明すべき一番の謎になっているようです。この章では、脳科学の最前線のいろいろな例を紹介します。たぶん皆さんは驚かれるのではないでしょうか。

第5章はバイオマーカーです。病気の指標となるもののことですが、これが一大産業になっているのです。章の後半では、うつ病に焦点を当ててバイオマーカーの現在を探ります。

第6章は、本当の最新治療の話です。従来は不治の病と思われていた遺伝性疾患も治療できる時代になってきたということも読者の皆さんに知っていただきたくて、最後に持ってきました。倫理的な問題も生命科学に特徴的なもので、ここで知っていただきたいと思います。

私は、研究者として三十数年にわたって筋ジストロフィー、アルツハイマー病など主に遺伝性疾患の発症メカニズムや治療法の開発研究を行ってきた純粋の生化学、分子生物学者です。研究のターゲットが医学だったため、この半世紀の医学研究の進み具合も少しは理解しているつもりです。その私でさえ、最近の生命科学の進み具合は目を瞠《みは》るようで、この驚くべき進歩を少しでも皆さんにお伝えしたくて筆を執りました。加えて、小学校理科の教科書から高校生物、我が国で初めて作られた大学の生命科学の教科書の編纂《へんさん》にも携わっており、決して研究者の目からだけでなく、広く生命科学一般に目配りしてきたつもりです。本書が、生命科学の今を鳥瞰《ちょうかん》するようなものになっていれば幸いです。

石浦章一

第1章

長寿とタンパク質——食べることとボケない秘訣

本書の目的は、生命科学の今はどうなっているかを皆さんに紹介することです。この章のテーマは、長寿とそれに必要なタンパク質摂取の話です。なぜ、タンパク質が大切かというと、大部分タンパク質でできている筋肉が足りないと寝たきりになる可能性が非常に高いためです。高齢者になっても筋肉を付けることが必要なのです。それにはどういう形でタンパク質を食べないといけないのか、その食べるタンパク質の話をします。もう1つは同じタンパク質でも、脳に蓄積するタンパク質の話です。これも老化に大きく関係しているので、本章ではこの両方の話を紹介しましょう。特に私はアルツハイマー病の発症メカニズムの研究を長く続けてきたので、認知症を回避する話は、皆さんの興味を引くかもしれません。

†タンパク質（プロテイン）って何ですか

私たちのからだはいろいろなものでできています。水が半分以上を占めていて、その次に多いのがタンパク質です。その他には、脂肪や糖分もあります。「タンパク質」と書くのは私たち生化学者で、栄養学では「たんぱく質」、医学では「蛋白質」を使うことが多く、厚生労働省では「たんぱく質」が使われています。本当にどちらでもいい話ですが、専門用語にはこのようなものが多く、「筋線維」（医学）と「筋繊維」（理学）など用語が統一されていないことも多いのです。もちろん、狭い村社会同士の意地の張り合いのためです。カッコつけて「プロテイン」と英語読みするのは、筋肉をつけるための栄養剤メーカーが使っている呼び名です。

タンパク質は、私たちのからだを作る構成成分で、筋肉がその代表です。髪の毛、目、腱《けん》、皮膚《ひふ》、爪《つめ》、骨などもタンパク質でできています。またこの他に、からだの中の化学反応をつかさどる酵素もタンパク質です。発酵食品で使われている「○○酵素」（○○には何か名前が入る）というのは、だいたいアミノ酸のことですから間違いないように。

タンパク質はアミノ酸が長く連なったものの名称です。別名ポリペプチドとも言います。アミノ酸の数が50個以下くらいのものを通常ペプチドと呼びます。数個から10個くらいの小さなものをオリゴペプチドと呼ぶ場合もあります。それらがバラバラになって1個1個になると、アミノ酸と呼ばれます。

そこで、タンパク質はどのように作られて分解されているか、ご紹介します。食べ物、例えば牛肉を食べたとします。牛肉のタンパク質は、消化管の中でいろいろな酵素によって消化されて、最後にアミノ酸になります。胃ではペプシンという酵素によって、その後、腸へ運ばれますと、すい臓から分泌されるトリプシンとかキモトリプシンという酵素によって分解されてだんだん小さくなっていき、最後に腸でペプチダーゼという酵素によりアミノ酸に変換されます。作られたアミノ酸は小腸から吸収されて、栄養分として肝臓に蓄えられるのです。

その後、各臓器に送られ、人間特有のタンパク質が作られます。だから、牛肉を食べても牛にはならないのです。同様に、魚や米の中にもタンパク質が入っています。これらのタンパク質は人間のからだの中で消化されて、いったんアミノ酸になります。このアミノ酸から私たち人間のタンパク質が作り直されているために、何を食べても人間のからだができあがるのです。皆さんのからだは食べたタンパク質でできているので、皆さんのからだを丈夫にしたいと思うときには、ちゃんとしたタンパク質を食べなければいけないことが分かりますね。良質なタンパク質の摂取、これが非常に大事なことなのです。

ところが厚生労働省が数年前に、日本人のタンパク質摂取量には不安があると報告しました。特に、30歳から64歳の働き盛りの人の2割以上が、タンパク質の摂取に問題があるというのです。どういうことかというと、良質のタンパク質を食べていないというのが第一点。もう1つは、タンパク質の総摂取量が少ないという点です。

筋肉をずっと長い間、維持するためにはどうしたらいいかというと、皆さんの体重1キログラム当たり1グラムのタンパク質を食べなさい、と言われているのです。これは、大人も子どもも同じです。特に高齢者になったときに筋肉が減ってくるサルコペニアという症状が顕著になり、その後フレイル（虚弱）という状態になります。そうならないように、どうしたらいいのでしょうか。日本サルコペニア・フレイル学会からは、1日、体重1キログラム当たり1グラムのタンパク質を食べなさい、50キロの人は50グラム、70キロの人は70グラムのタンパク質を食べなさい、と言われているのですが、最近、この1・3倍くらい必要だとも言われているのです。つまり、体重1キログラムにつき1・3グラムのタンパク質を食べなさい、と。

†食べ物の中のタンパク質の量は知っていた方がいい

そうすると、皆さんが食べているものの中にタンパク質がどれくらい含まれているか、気になります。例えば、お昼におそばを食べるとします。普通のざるそば1人分に15・9グラムのタンパク質が入っていると思ってください。そうすると、50キロの人は1日50グラムのタンパク質を食べなければいけませんから、ざるそば3杯ちょっと分のタンパク質を食べればいい、ということになります。

朝昼晩とざるそばを食べている人はいないと思うので、そうすると、ご飯の中にどれくらい含まれているかとか、パンの中はどれくらいかが気になりますね。こういうふうに、タンパク質を計算する癖を付けておくことは非常に大切です。例えば、昼にサンドイッチを食べるとします。サンドイッチの中にはハムが挟まっていたり、バターが入っていたりします。その中のタンパク質は、平均12・7グラムです。から揚げ3個を食べると13・5グラム。夜、餃子を6個食べると8・2グラムというふうに、大体の数値を覚えておくといいですね。

タンパク質が足りない場合は、缶詰が手っ取り早いのです。サバのみそ煮を食べなさいとか、よく言われます。サバのみそ煮の缶詰には25グラムのタンパク質が入っています。昼間、ふかふかしたあんまんとか肉まんを食べると9・5グラムのタンパク質が摂れる、というふうにタンパク質の量を大体、覚えておきましょう。

朝急いでいて、ご飯に納豆をかけて食べる。納豆にも8グラムくらいのタンパク質が入っています。ご飯1杯は5グラムから10グラムの間くらいとすると、納豆ご飯、卵かけで結構な量のタンパク質が摂れることが分かります。ところが面倒だからと言って、朝ご飯を抜くとそれがゼロになってしまいます。やはり、タンパク質は毎食摂るという習慣を付けておかないといけません。

もう1つ覚えていてほしいのは、肉や魚の中にどれくらい入っているかという点です。例えば、100グラムの鶏の胸肉だと23・3グラムのタンパク質、豚バラ肉だと14・1グラム、豚肩ロースだと19・7グラム、牛バラ肉だと12・1グラムというふうに、10グラムから20グラムの間くらいだということが分かります。

なぜ値がばらついているかというと、重さの中にタンパク質だけではなくて脂肪が入っている場合があるのです。鶏の胸肉には脂肪がほとんどありませんが、おいしい牛肉の中には脂肪がたくさん入っています。

それでは魚のタンパク質はどうかというと、例えば、マグロ100グラムは26・4グラム、サケだと22・5グラム、ブリだと21・4グラムというふうに、大体20グラム程度入っています。先ほど出てきたサバ缶やツナ缶などでは大体20グラムくらい入っている、と覚えておきます。

そうすると、タンパク質を毎日、私たちは体重に匹敵するだけ食べているかどうか、ということが予測できます。このようなことは考えたこともない、という方はいませんか。

皆さん、死ぬまで必ず行うことと言えば、食べることと運動です。運動だけに気をつけていて、食に気が回らない人が意外に多いのです。食べることにもっと注意しないといけません。

†アミノ酸の素晴らしい効能

良質のタンパク質を食べないと健康なからだを作れないことは分かりましたね。それでは、タンパク質の代わりにアミノ酸を食べたらどうでしょうか。わざわざ消化する手間が省けるので、アミノ酸を食べるというのは非常に効率がいいのです。だから、サプリメントとしてアミノ酸が売られているのです。アミノ酸を食べる方が早くからだに吸収されます。このため、宇宙飛行士はアミノ酸を携帯して宇宙に行くと言われています。

アミノ酸というのは化学構造式でいうと、アミノ基とカルボキシ基が入った物質です。私たちの体を作っているのは全部で20種類のアミノ酸です。**図1-1**でお分かりのように、図の点線で囲ったところだけが違います。この部分が違うことによってアミノ酸の名前が変わってくるのです。例を挙げると、Hが入るとグリシン、CH_3が入るとL-アラニンというアミノ酸になります。

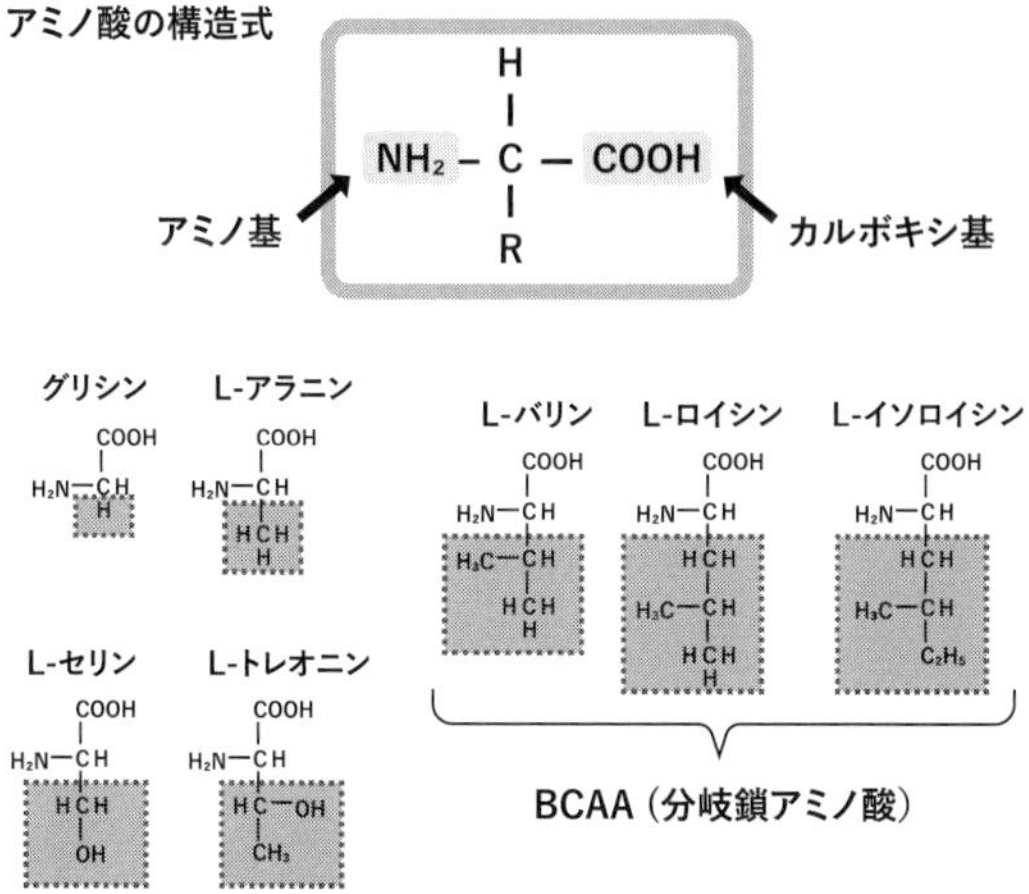

図1-1　アミノ酸の構造

特に、アミノ酸で覚えていただきたいのは、筋肉を作りやすいと言われているアミノ酸群です。例えば、L-バリンとかL-ロイシンとかL-イソロイシンという物質は分岐鎖アミノ酸（BCAA）といって、枝分かれしていることが分かります。これらがなぜ筋肉を付けるのに有益かというと、他のアミノ酸にくらべて体内に取り込まれる速度が速いからです。

その他に、料理するときに肉を加熱するとアミノ酸になります。内側で消化されてアミノ酸になるのですが、料理のときや食べるときにじゅっと肉汁が垂れてきますね。お肉を焼いたときに出る肉汁を捨てる人がいるのですが、あれはもったいない行為です。なぜなら、肉汁にはアミノ酸がたくさん入っているので、それをわざわざ捨てていることになるからです。

†アミノ酸サプリ、効くと思いますか？

アミノ酸はたった20種類と思ってはいけません。中学校とか高校では、からだを作るアミノ酸が20種類と習うのでそう思われていますが、大学へ行くと、それ以外に数多くあることを学びます。アミノ基とカルボキシ基をもつ分子をアミノ酸と言う、という定義がありますから、ＧＡＢＡとかオルニチン、シトルリン、５アミノレブリン酸（ＡＬＡ）などもアミノ酸に入るのです。これらの名前は聞いたことがあるでしょう。ヒトのアミノ酸は全部で５００種類くらいある。もちろん、いろんなものがからだの中の化学反応に関与しているのですが、からだのタンパク質を構成するのは20種類だけなのです。

それでは、高いお金を出してサプリメントを買えば役に立つかというと、そうでもないのです。例えば、お金を出してアミノ酸錠剤を買う。錠剤というのは１個に大体１グラムのアミノ酸が入っています。黒酢も主成分がアミノ酸です。米のタンパク質を分解したアミノ酸が入っているのです。黒酢を１日大さじ２杯飲みなさいと宣伝されていますね。その中のアミノ酸は、だいたい0・3グラムです。

ちょっと考えてみてください。皆さん、肉も少しは食べるでしょう。肉はだいたい1かけらにアミノ酸は4グラム。それを考えると、高いお金を出してアミノ酸とか黒酢を買うよりも、お肉をちょっと食べるほうが得だということが誰でも分かるでしょう。サプリメントはだいたいそういうものということを知ってください。ささみ1切れ、ほんのひと口で大体重量が25グラムです。そうすると、サプリメントで摂取するよりもずっと多くのものが摂れることになります。

アミノ酸の他に、ペプチドもいろいろサプリメントで売られています。どれがいいとか、どれが悪いという問題ではなくて、わざわざ摂るようなものではないのです。ところが、インターネットで「体に良いペプチド」と調べますと、例えば、βラクトリンなどが検索で出てきます。この物質は認知機能の衰え防止というフレーズで売られています。うっかりしたミスとか、人の名前やものが思い出せなくなってきたときに摂取するといいですよという効能で売られているのです。そこで、βラクトリンとは何か調べてみますと、グリシン、スレオニン、トリプトファン、チロシンというアミノ酸が4つ並んでいるペプチドです。このようなものは、どこにでもあるものです。わざわざ、こういうものを摂取しなくても、食べ物の中にグリシン、スレオニン、トリプトファン、チロシンというアミノ酸を含むタンパク質があるのです。別にこれはβラクトリンに限ったことではありません。どんな触れ込みのペプチドでも食べれば消化されてアミノ酸になるのです。タンパク質を含む普通の食べ物を食べていれば十分なんですね。

そこで、どうしてこういうものを宣伝するかというと、理由があるのです。βラクトリンは初めて聞くようなかわいらしい名前です。もう1つは、片仮名で商品名が書いてあると日本人はすぐそれを買ったりするのです。それが何かも知らずに、人が言っているからからだによさそうだ、と思うのです。面白いですね。新製品を売り出す会社は、皆が知らない片仮名の名前を付けると売れることを知っています。ある意味、消費者は軽く見られているのです。

もう1つ、面白いデータがあります。それは、お金を出してわざわざ肉を買っている人はどういう人かということを調べた結果です。そうすると、驚くべきことが分かりました。特に60歳以上のシニアの人が、肉をたくさん買っていることが分かってきたのです。つまり、本章の話のように、「肉を食べないと寝たきり老人になる」ということを、皆、知っているのです。だから34歳以下の若い人が肉で使うお金と、60歳以上の人が肉に使うお金は、全然違うのです。高齢者の方が、2倍どころか3倍、4倍近く肉にお金を使っているのです。ですから、若い読者の皆さんはぜひ、覚えてください、タンパク質は摂ったほうが良いということを。

†内臓疲労の本体

次に、摂取したタンパク質が最終的にどうなるかというしくみをお話ししましょう。

まずタンパク質はからだの中でアミノ酸に分解されます。そこまでは先ほど勉強しました。アミノ酸が分解されると必ずアンモニアが出てきます。アンモニアには毒性があります。実験室で匂いをかいだことがあるかもしれませんが、とんでもない刺激臭がします。これは危険なものなのです。例えば、食べ物がない江戸時代に、飢餓で倒れた人や行き倒れた人に、周りの人が親切心で肉をあげたところ、その人は元気になる代わりに死んでしまったのです。すなわち、肉を食べると過剰なアンモニアが体の中で作られ、それが脳へ行って昏睡状態になってしまった。つまり、親切心でタンパク質をあげたのに、それが悪い方に影響したのでした。今の日本でそういう状況は起こりにくいのですが、アンモニアが危険であることには間違いありません。

そこで皆さん、内臓疲労という言葉を聞いたことはありませんか。内臓が疲れるとはどういうことでしょうか。実は、からだの中で作られたアンモニアが悪さをして臓器に不調が現れることなのです。からだの中でアミノ酸を分解してアンモニアを作るのは肝臓です。大部分のアンモニアはオルニチン回路という反応で毒性のない尿素に作り替えられるのですが、過剰に作られたアンモニアは老廃物ですから、血液を通って腎臓《じんぞう》へ行き、そこで捨てられます。肝腎《かんじん》かなめというのは、肝臓と腎臓が大事ということを表した言葉です。

アンモニアは実験室でしかお目にかかれない物質かというと、そうではありません。アンモニアの典型例は、皆さん多分、ご存じだと思います。それは納豆です。納豆をちょっと間違えて冷蔵庫に長く置いた経験はありませんか。または納豆を冷蔵庫から1日室温に出してそのまま放っておいてごらんなさい。ふたを開けるとアンモニア臭（刺激臭）がするのです。それは、納豆の中で化学反応が起きてアンモニアが出てきたためです。アンモニアは意外に身近なところにありました。納豆も、手作り納豆の方が、アンモニアが出やすいと言われています。

それでは、皆さんはそういう納豆は捨てますか？　捨てなくてもいいのです。皆さん、中学校や高校で中和という言葉は習いましたね。アンモニアはアルカリ性ですから、酸をかければいいのです。すなわち、お酢をかけるとアンモニア臭が消えてしまいます。ポン酢をかけて食べるといいのです。ポン酢がなかったら、乳酸発酵した漬物とかキムチと一緒に食べると、アンモニア臭がなくなります。

私が何を言いたいかというと、タンパク質を過剰に摂取すると、今、言ったように、できたアンモニアによって内臓疲労が起こる可能性が出てくる。つまり、タンパク質が大事だからといって、あまりタンパク質ばかりをたくさん食べるのも良くありません。先ほど体重50キロの人は50グラムから65グラムのタンパク質を食べないといけないと言ったのですが、運動選手でない限り、それ以上はあまり食べないほうがいいのです。

なぜかというと、タンパク質をたくさん摂るとカロリーオーバーになったり尿路結石ができたりすることがあるからです。もう1つは、タンパク質と脂肪と炭水化物の摂取割合がおかしくなると、腸内細菌の割合が乱れてくるのです。だからタンパク質を過剰摂取するのはよくありません。でも逆に足りなくなると筋肉が減ったり、髪や肌のトラブルが起こったり、集中力が低下したりすると言われているので、適量のタンパク質を摂取しないといけないのです。

†タンパク質は遺伝子から作られる

タンパク質の話には、その設計図の遺伝子の話が欠かせません。私の専門でもあるので、少し紙幅をいただいて、ゲノム、遺伝子、DNAなどの話をしましょう。私たちのからだは37億から60億くらいの細胞でできていると言われています。なぜこんなに値が違っているかというと、からだの大小でも異なるし、数え方によっても違うからです。

からだの中の全ての細胞の中には核があって、その核の中にDNAが入っています。DNAは細いひもみたいなものですが、この細いひもがぐるぐる巻いて太くなり、染色体を作っています。染色体というのは、太くなって光学顕微鏡で見えるようになったものなのです。その染色体は、延ばすと1本のひも（DNA）になります。人間では、染色体は全部で46本あります。だから、私たちは1つの細胞の中に46本のひもを持っていると覚えてください。このDNAの中にタンパク質（またはRNA）を作る指令があり、その部分を遺伝子と呼びます。

私たちはもともと1個の受精卵からできています。だから全部の細胞に同じ遺伝子があるのに、なぜいろんな臓器ができるか、これもご存じですね。もともと受精卵だったものが2個になり、4個になり、だんだん増えて128個くらいになったものを胞胚と言うのですが、この胞胚あたりから、いろんな組織ができてくるのです。組織というのは、ほぼ同一の機能と構造をもつ細胞集団を言います。それが複数集まると一定の機能を果たす臓器（器官）になります。胞胚あたりまでは細胞はみな均一です。その後、細胞分裂を繰り返していくとあるものは神経細胞になり、一部は上皮細胞、一部は筋肉になったりします。このようにいろんな器官になっていくことを「分化する」と言います。

もともと1つの細胞が分化していろいろな臓器・器官を作っていくのですが、そこでは何が起こっているのでしょうか。誰が考えても不思議な過程です。その答えは、DNAの違う部分が読まれていくためです。読まれる部分が違うために異なるタンパク質が作られていき、それらのタンパク質が異なる組織を作っていくことになります。

そこで、これは細かいことなんですが、DNAと遺伝子とゲノムと染色体の違いは何ですかと言われたら、すぐに説明できないといけません。DNAが太くなったものが染色体です。染色体は、**図1－2**のように色を付けて染色することができますが、Xの字型のものは必ず2個ずつ見えます。なぜ、2個ずつ存在するかというと、一方はお父さんから、一方はお母さんから来たものが見えているのです。全部で23種類ありますね。23種類のも

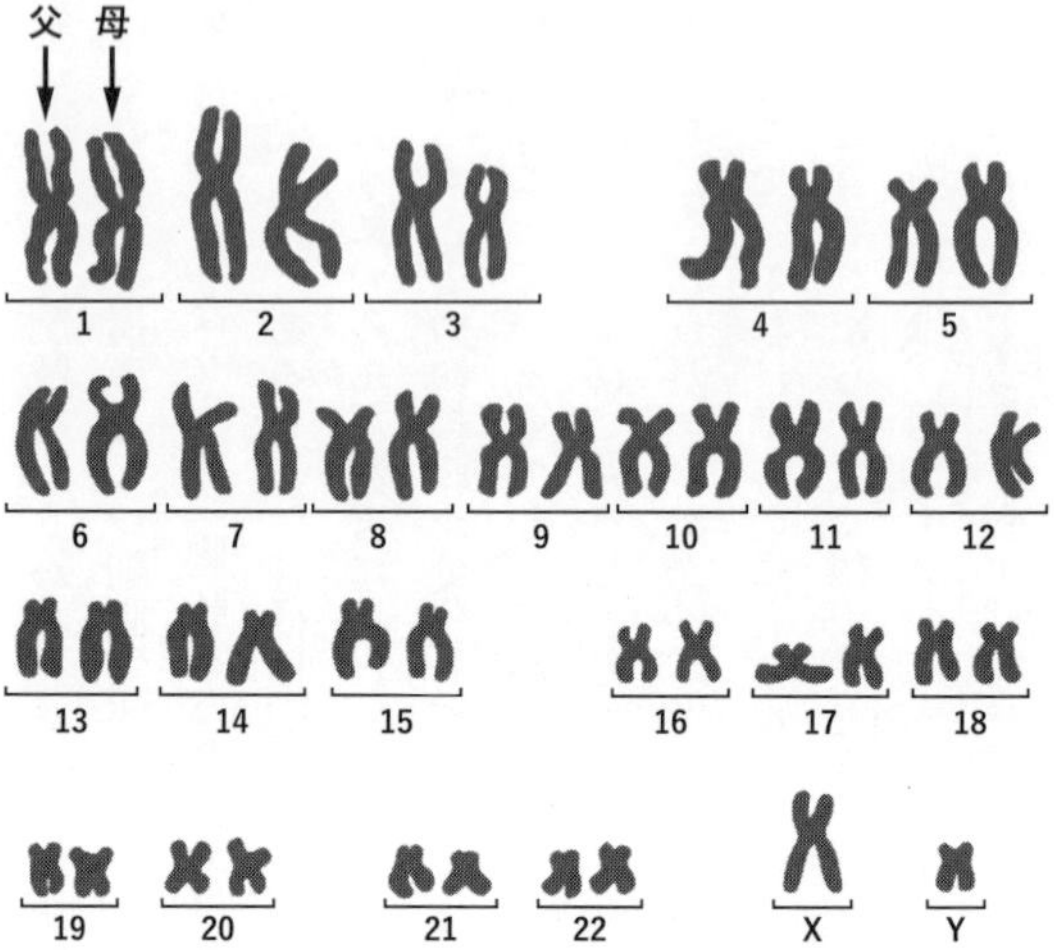

図 1-2　ヒト染色体。男性における染色体数、形態を表す核型

ののうち22種類までは同じで、あと1種類は性染色体といって、XかYのどちらかが存在します。もちろんXがあれば女性、Yがあれば男性になります。この染色体は、細胞が分裂するときに太くなるのでこの時だけ、ようやく私たちの目に見えるようになります。細胞が分裂する前に、DNAが2倍にならないといけませんね。この2倍になったものが真ん中(動原体)でくっついてX字型に見えるのです。

†たった2%がタンパク質を作る部分

なぜ、1本のひも状のDNAが太くなるのかというと、実は、二重らせんででで

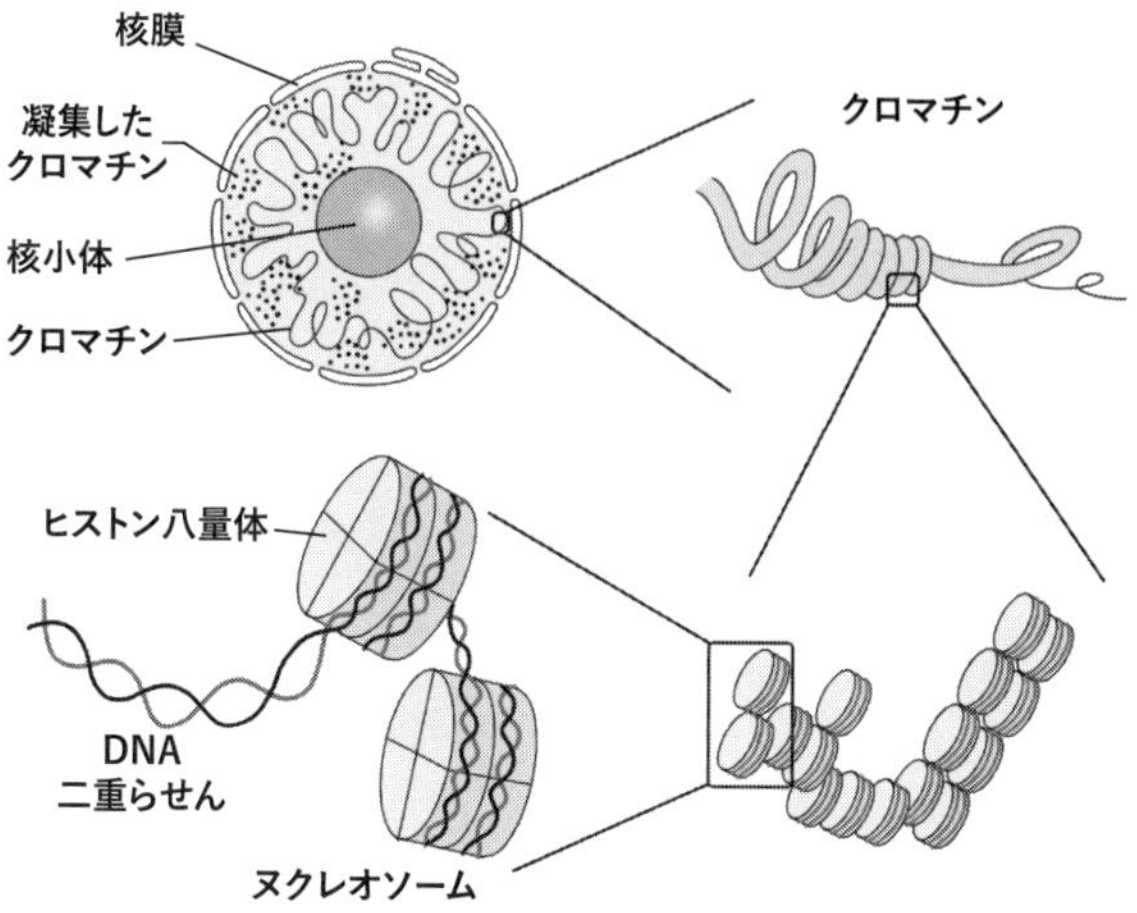

図1-3　染色体とDNAの関係

きているDNAはヒストンというタンパク質の周りに巻きついていくのです。巻きついていったものが、またぐるぐる巻いて太くなりクロマチンという状態になる（**図1-3**）。これが核の中に存在するのです。だから、DNAが太くなったのが染色体だというふうに覚えておけばいいのです。

DNAの中でタンパク質（またはRNA）を作る部分は、とびとびに存在しています。どれくらいの割合かというと、全体のDNAの長さの2パーセントから3パーセント程度です。残りの部分は、いつ読まれるかを決める調節領域や、イントロン（遺伝子の中にあり、転写はされるが翻訳されない部分のこと）、ウイルスの名残のような配列、などで構成されています。そこで、先ほどから何度も述べているように、DNAは同じだが、脳になったり皮膚になったりしているのはどういうわけだ、という質問が出てくるわけで、その答えは、読まれる部分が違うから、が正解でした。そこまではいいですね。それでは、読まれる部分はどこか、それをどうやって調べるのでしょうか。

DNAが読まれるとそこからメッセンジャーRNA（mRNA）が作られます。この過程を転写と言います。このmRNAは、DNAが読まれたものですから、DNAと同じ配列をしています。mRNA配列が私たちのからだのタンパク質のアミノ酸の並びを指定しているのです。この最後の過程を翻訳と言います。

すなわちDNAは設計図。mRNAは転写された設計図の一部です。それが翻訳されて製品、すなわち私たちのからだのタンパク質が作られます。だから、mRNAを調べると働いている遺伝子が分かるのです。これは大事なことですから、ぜひ覚えておきましょう。

典型的な例として、新型コロナウイルスのことを考えてみてください。新型コロナウイルスにかかったかどうか、皆さんは検査した経験がありますね。どうやって検査しましたか？　PCR検査や抗原検査をしたでしょう。**図1－4**の**A**と**B**を比較してみてください。

実はPCRというのは、からだの中にある新型コロナウイルスの遺伝子を見ているので

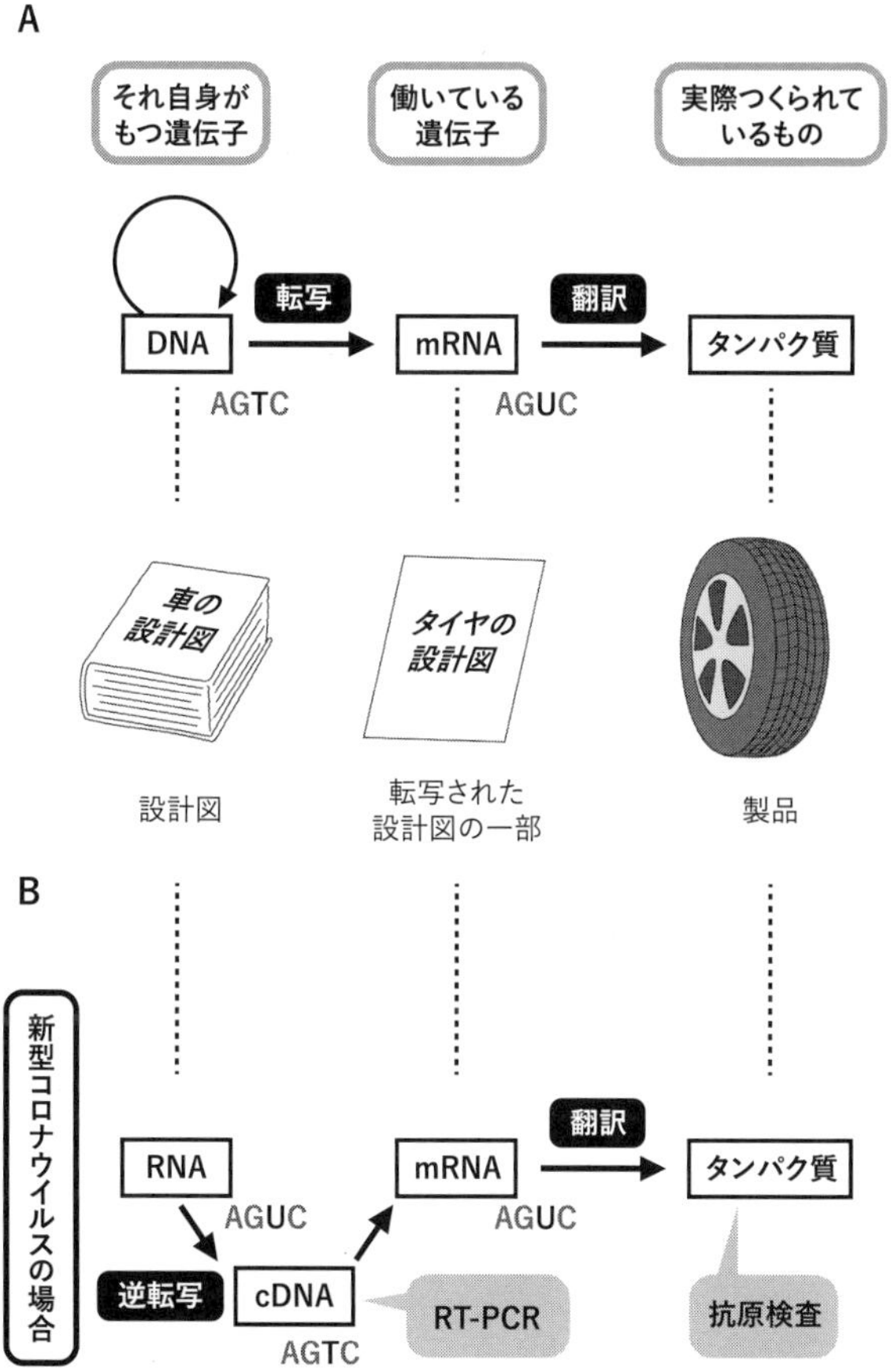

図 1-4　働いている遺伝子を調べる／新型コロナウイルスの場合

す。一方、抗原検査とは何かというと、そこからできた新型コロナウイルスのタンパク質を検出しているのです。たとえば感染した後、時間がたってもうウイルスはいなくなっているのに、そのタンパク質が残っている場合もありますし、逆に、感染したての時にはウイルスの遺伝子は検出されるがまだタンパク質が検出できない場合もあるのです。特に、PCRの方が感度が良いために、PCR（逆転写しているので、正式にはRT-PCR）と抗原検査の結果が違うことがあります。もちろん両方の検査で検出されれば、これは新型コロナウイルスに感染していることが分かりますが、片方だけが陽性という場合もあります。PCRは非常に感度が高いために、ウイルスはいなくてもその遺伝子断片があっただけで陽性と判定される場合があるのです。このように、検査が何を行っているのかを知ることは、非常に重要なことです。結果だけに左右されないようにしてください。

コラム　環境DNAの話

DNAには興味深い話がいろいろあります。皆さんもDNAに興味を持ってくれるとありがたいですね。1つ、最近話題になっている環境DNAを紹介しましょう。

あるとき、サイエンスニュースで「市販のティーバッグの中に昆虫のDNAがみつかった」と発表され、読んだ人はびっくりしたのです。ティーバッグの中のお茶やハーブから昆虫が見つかったら大変じゃないですか。ゴキブリがいたら大変でしょ。カブトムシならいい、という問題でもありません。実際、このニュースの中身を読むと、ティーバッグの中のDNAを調べたら、クモや昆虫など1200種類の昆虫、節足動物のDNAが見つかったというのです。これには「えーっ」と、びっくりしますね。皆さんが普段、使っているあのティーバッグの中に、昆虫のかけらやDNAが入っていたらもう大変です。どんなお茶も飲みたくなくなるのではないでしょうか。

この話のように、環境の中からDNAを抽出すると、そこにいた生物の皮膚や分泌物が残っているため、生物種が同定できると最近話題になっています。この「環境DNA」という方法は、川の水とか、土とかの中のDNAを調べることでその付近に住んでいた生物種を推測する手法です。海の水や大気中の空気でも可能な手法です。だから5000メートル上空の空気からDNAを採取すると、渡り鳥の正体やそれらが運んでくるインフルエンザウイルスが分かるなどという話もあるほどです。最近の報告では、240万年前のグリーンランドの氷から135種の生物の痕跡を見つけた、と話題になりました。レミング、トナカイ、北極ウサギのような動物だけでなく、ポプラやシラカバなどの植物やカブトガニなど、今のグリーンランドには生息していない生物も発見されました。またカナダ南方にしか見つかっていないマストドン（象の一種）の新種の発見などのDNAもありました。

この話をティーバッグに戻しましょう。この報告では、茶葉をすりつぶしてDNAを調べたのです。その結果、昆虫のDNAが見つかったので皆さん驚いたのです。研究はまじめに行われていたのですが、ニュースを書いた人が、みんなの目を引くために大げさに書いてしまったというのが本当のところでした。もともとの論文では、茶葉のDNAを調べると昆虫のDNAが見つかった、そこまではいいのですが、実は、昆虫の糞《ふん》が入っていても同じ結果になります。一般に茶葉は雨にさらされているので表面についた糞などは雨で流されたりしますし、もし残っていても、葉に紫外線が当たるとDNAは壊れてしまいますから、表面に存在する昆虫DNAはなくなると考えられます。

そこで茶葉から見つかった昆虫DNAは昆虫がかじった跡ではないか、というわけです。昆虫がかじると、昆虫の唾液がそこに付きます。唾液の中に昆虫のDNAが残っているので、感度がいいと、それが検出されるらしいのです。だから論文では、昆虫のDNAといっても昆虫そのものではなく、多分、昆虫がかじった跡の唾液の残りのDNAが検出されたのではないか、ということが論文に書いてあったのですが、それがニュースになると今度はとんでもない話になっていくことが分かりました。それほど、現在の検出技術は微量なものを検出できることが分かりますが、何といっても悪いのは記事を書いた記者ということになります。科学をちゃんと伝えるサイエンスコミュニケーションの大切さが言われていますが、この事件はその大切さが分かる典型例でした。

例えば、洞窟があって、そこに昔、人類が住んでいた。そういう洞窟があったとします。洞窟の中に骨があれば、どんな人類がいたか分かるのですが、骨がなくても洞窟の土からD

NAが取れます。その土を取っただけで、そこにどういう人類が住んでいたかということが、今、分かるのです。すごいですね。

また、ジャングルの中で絶滅危惧種がどこかにいるか調べるときには、絶滅危惧種を探さなくても、ジャングルの土とか木のDNAを調べると、そこにいるかどうかが分かるはずです。同様に、川の中にどんな在来種の魚が住んでいるかも分かります。皆さん、こういう時代が来ているのですね。だから、DNAの検出感度が上がると、いろんなことができることも知っていてください。

ちょっと、プロの話をしましょう。環境RNAというものも話題になっています。環境からRNAを採取すると何が分かるでしょうか。私の先ほどの話が理解できていれば、正解できますね。RNAはごく最近の生物の状況が分かる（なぜ最近かというと、mRNAは不安定で長期保存できないからです）指標なので、そこにいた生物の現在の体調、年齢、などまで分かる、というのが答えです。

†認知症とは

さて、話を元に戻しましょう。本章のもう1つのメインテーマは長寿です。長く生きることとタンパク質はどういう関係にあるのでしょうか。先ほどまでは、少なくとも良質のタンパク質を食べなければいけないという話をしましたが、ここからは認知症と長寿に関する話をします。

図1-5に示すのは、認知症の分類です。認知症とアルツハイマー病は同じではありません。認知症にはアルツハイマー病や脳卒中の後遺症である血管性認知症などがあります。脳卒中の後遺症の場合は急激に症状が悪くなったり、脳卒中から回復するとまた元に戻ったりもします。あるデータでは、アルツハイマー病は認知症の大体63パーセント、血管性認知症は15パーセント、パーキンソン病を伴う認知症またはレビー小体型認知症（レビー小体病）と呼ばれているものは合わせて12パーセントくらい、前頭側頭型認知症と呼ばれているものは数パーセントというふうに分類されています。これらは、専門家である神経内科の先生に判断してもらわないといけないのです。

レビー小体型認知症は、非常に奇妙な認知症です。主要な症状に、見えないものが見える幻視があります。どういうことかというと、亡くなったおじいさんが横にいるかのように話しかけたりするのです。つまりこの患者にとっては、おじいさんが横にいるように見えているのです。またパーキンソン病のような手足の震えが起こることがあります。なぜ、レビー小体型というかというと、亡くなった後の脳を解剖すると、脳にレビー小体という

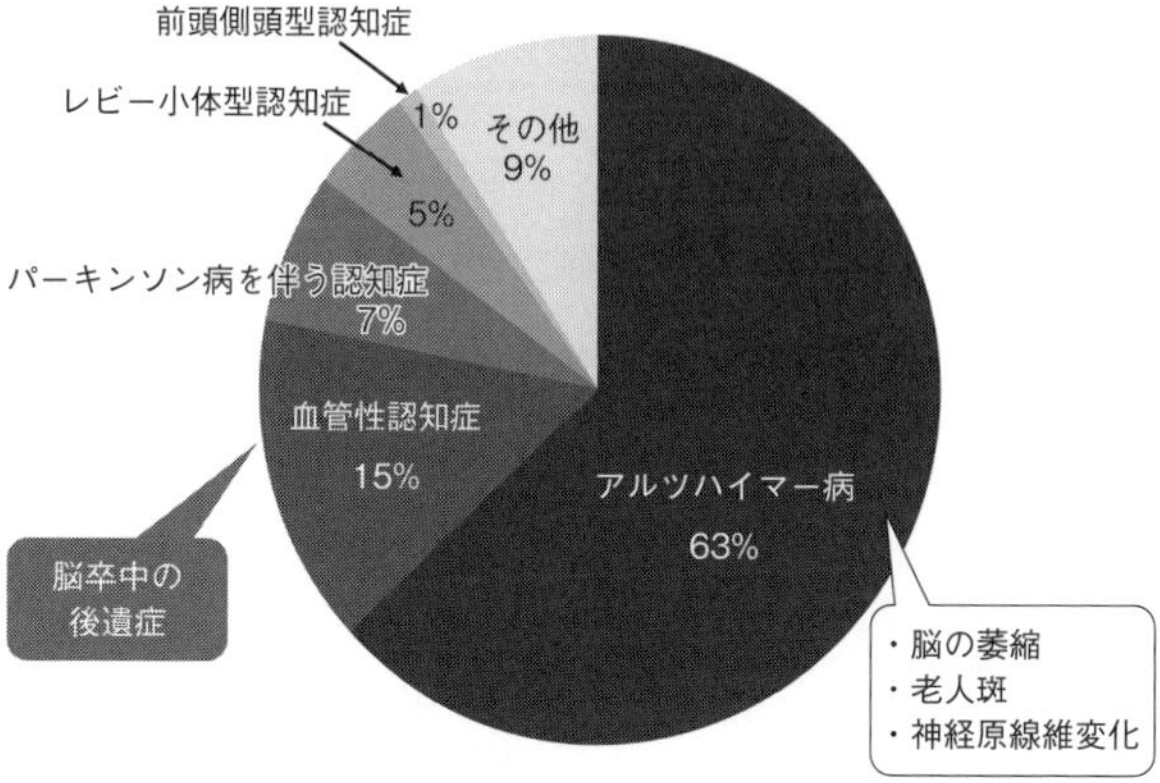

図1-5　認知症の分類

特徴的なタンパク質の塊が見えるのです。アルツハイマー病で後に述べる老人斑《ろうじんはん》が見えるのと同じです。

また前頭側頭型はブルース・ウィリスさんが罹ったと報道されたもので、全体的には多くないものの、若年性ではかなり多くみられる認知症です。東京都健康長寿医療センターの2020年の集計では、18〜64歳の認知症では1割ほどを占めており、進行性の失語症や人格障害が特徴になります。

認知症で一番多いアルツハイマー病には、はっきりとした特徴があります。実は、アルツハイマー病にしかない脳の病理像があるのです。例えば、亡くなった人の脳を見ると、アルツハイマー病の人の脳には老人斑というものがある。

老人斑があれば、これはアルツハイマー病だと断定していいのです。その他には、神経原線維変化という像が見えます。また、脳の萎縮《いしゅく》も顕著です。しかし一番の特徴は老人斑です。

ここがポイントで覚えてほしいのですが、この特徴的な老人斑が治療の標的で、このでき方が問題なのです。アルツハイマー病では神経細胞が死んでいきます。そして結果的に老人斑が多くなる。そのため、老人斑が犯人ではないかと言われているのです。しかも興味深いことに、老人斑は認知症の症状が出るずっと前からできるのです。この老人斑は神経細胞の外側にできます。ほぼ同時に、神経細胞の中に神経原線維変化という構造物も見えてきます。脳が萎縮してくると、相対的に脳室が大きくなってきます。この3つ、老人斑・神経原線維変化・脳の萎縮がアルツハイマー病の定義です。

また、若年性アルツハイマー病といって非常に若いうちに、40歳台とか50歳台で、アルツハイマー病になる人がいます。この人たちの脳にも、老人斑ができてくることも分かってきました。つまり、アルツハイマー病になる前に必ず老人斑ができるため、老人斑がこの病気の本質だということになってきたのです（もう1つ強い証拠がありますが、それは次の項で）。70〜80歳で認知症状が出る通常のアルツハイマー病と若年性のアルツハイマー病とでは、脳にできる老人斑が全く同じものなのです。

つまり、若年性アルツハイマー病というのは通常のアルツハイマー病よりも早く起こるだけだということになりました。そこで原因の究明には、症状が劇的な若年性アルツハイマー病を研究すればいいことになり、若年性アルツハイマー病の研究が盛んに行われるようになった、という経緯があります。

詳しいことはこれから説明しますが、若年性アルツハイマー病は、実は、遺伝子変異で起こることが分かってきたのです。遺伝病です。その原因となる遺伝子も判明しています。若年性アルツハイマー病で一番多い遺伝子変異がプレセニリン1という遺伝子です。その他には、アミロイド前駆体(APP)という遺伝子とプレセニリン2という遺伝子の変異が原因だということが分かってきました。

しかし若年性アルツハイマー病は、日本では全体のアルツハイマー病の1パーセントほどです。だから非常に珍しいのです。しかも、そのたった1パーセントは今挙げた3つの遺伝子のどれかが問題なんですね。とすると、若年性アルツハイマー病になった方の子どもは、この病気は優性(顕性《けんせい》)遺伝病ですから、変異遺伝子を1つ持っていると必ず発病します。ということは、子どもは50パーセントの確率で発病することが分かります。当然、遺伝子診断もできることになります。

研究の面では、若年性アルツハイマー病がこの3つの遺伝子の変異で起こるので、その発病のメカニズムが分かれば、一般の残りの99パーセントの遅発性アルツハイマー病の発病の仕方も分かり、逆に、治療法も分かってくるのではないか、という希望が出てきたわけです。

老人斑がなぜアルツハイマー病を引き起こすか

ここからが本章のメインテーマです。アルツハイマー病では何が起こっているかというと、神経細胞の外側に老人斑ができます。この老人斑は、実は、今から40年くらい前に主成分が報告されていて、それがアミロイドβタンパク質（Aβ）というペプチドでした。たった40個近くのアミノ酸が結合している小さなタンパク質だったのです。このAβがどうしてできるかを調べれば、この病気の原因が分かることになります。そこで、世界中の研究者が競争して意外と早く原因が明らかになりました。このAβは、実は、アミロイド前駆体（APP）という非常に大きなタンパク質の一部であることが分かってきました（**図1－7**）。このアミロイド前駆体が、β部分、すなわちAβの先端で最初に切断されま

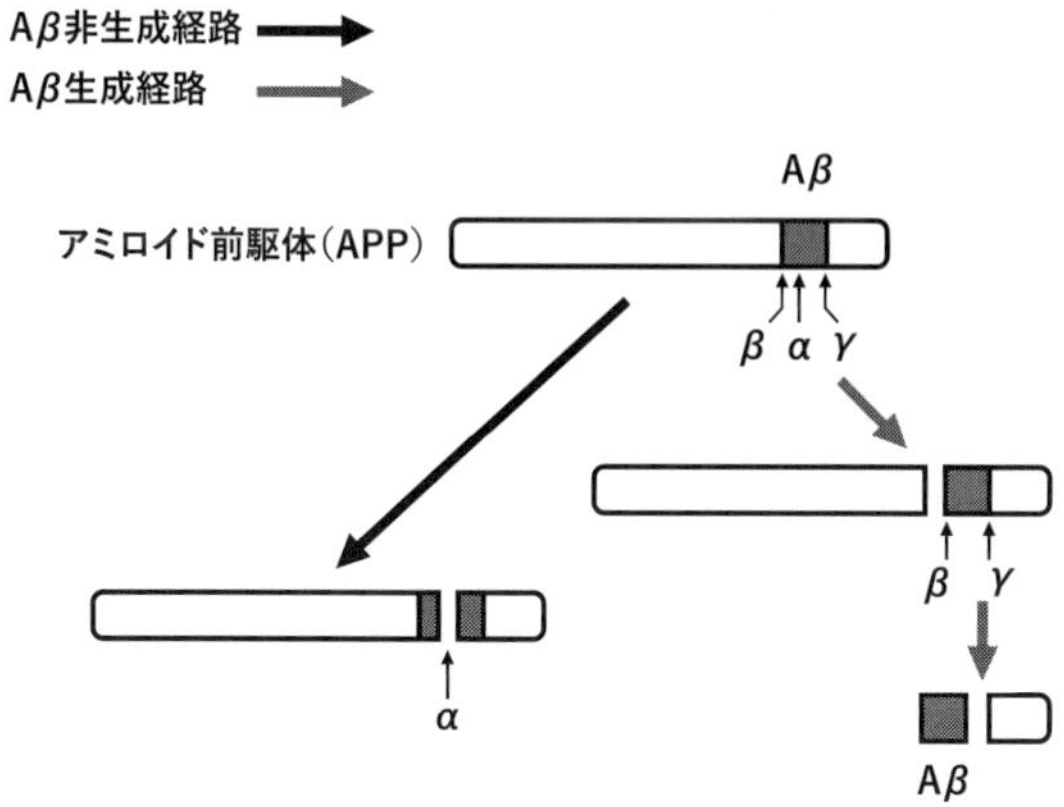

図1-7　アミロイドβタンパク質（Aβ）のでき方

す。次に、ガンマ（γ）部分というもう少し後ろの部分でも切断されるとAβが作られるのです。

普通の人がアルツハイマー病にならないのは、このアミロイド前駆体にあるAβ部分の真ん中（アルファ〔α〕という箇所）で切断されるために、Aβタンパク質が沈着しないのです。つまり、アルツハイマー病というのは、**図1-7**の反応が左方向へ行ってAβができないか、右方向へ行ってAβができるか、この2つの違いであるということが分かってきたのです。

もっと驚くべきことは、先ほどの若年性アルツハイマー病の原因遺伝子は、プレセニリン1とプレセニリン2とAPPです。たった3つしかない原因遺伝子が3つともこの1つの化学反応に関係していることで、この**図1－7**で示した生成経路がアルツハイマー病の本質であることが明らかになりました。プレセニリン1とプレセニリン2というのは、最後にＡβを生成する酵素ガンマセクレターゼの一部分であることが明らかになったのでした。

この事実を難しい言葉で言うと、基質がアミロイド前駆体で、それを切断する酵素がガンマセクレターゼです。つまり、「1つの酵素反応の酵素または基質に遺伝子異常があるとアルツハイマー病になる」という事実です。すなわち、このＡβを作る経路がアルツハイマー病の発症に一番重要な反応なので、アルツハイマー病を防ぐためには、この経路を止めるか、またはＡβをなくせばいい、という考え方が出てきたのです。

†脳内の老人斑を見る

治療の話に入る前に、皆さん、自分の脳の中にこのＡβがどれくらい蓄積しているか、知りたくありませんか。何と今では調べることが可能で、誰でも分かるのです。亡くなった方の脳を解剖しなくても、生きている人の脳の中にＡβがどれくらいあるかが、アミロイドＰＥＴというやり方で調べることができることが分かってきました。どうするかというと、Ａβに結合する試薬（アミロイドＰＥＴイメージング剤）を血管内に注射するのです。

そうすると試薬が脳へ運ばれAβに結合します。試薬を放射性物質（半減期が短く生体に影響が少ないもの）で標識しておけば、PETという機械で画像化できるのです。このような方法で調べてみると、普段全く正常に思える人でも、脳内に老人斑が認められる場合があり、そういう人は将来、アルツハイマー病になりやすいと予測できるのです。

この場合、Aβの沈着の度合いが色で分かりますから、全く大丈夫、あるいは数年後に危ないかもしれない、なども分かります。人によっては、発症の十数年前から老人斑ができることもあります。あとで述べますが、このアミロイドPET検査が有用なのは治療効果が見えることです。一見、全く正常でバリバリ働いている人でも、アルツハイマー病予備軍ということも分かります。その時には、早い時点で治療薬を投与すれば発病しない可能性があるのです。老人斑が消えるのが分かるのですから、便利な時代になったものです。

あと少しお付き合いください。実はダウン症もこのことに関係しているのです。ダウン症は第21染色体が3本存在することによって起こる疾患です。何とダウン症の人の脳にも老人斑があり、Aβが蓄積することが分かってきました。それもかなり早く10代からです。第21染色体にはアミロイド前駆体遺伝子APPが存在し、この遺伝子がたまたま三重複した別の家系では若年性アルツハイマー病になることが分かっていました。つまり、ダウン症の方ではＡβが１・５倍多くできるので老人斑も早く作られるのではないか、と推測されています。あとで述べる抗Ａβ抗体は、症状が出たアルツハイマー病の人だけでなく、若年性アルツハイマー病と遺伝子診断された無症状の若者やダウン症の人にも効果が認められる可能性があるのです。

†アルツハイマー病は軽度認知障害を経て起こる

どういう経過をたどってアルツハイマー病になるのかを見てみましょう。アルツハイマー病になる人は、全く正常に生活しているときから脳に老人斑が蓄積し始めます。だいたい50歳台からです。10年近くたって60歳台になると、軽度認知障害（ＭＣＩ）といって、認知症の前段階になります。周りも、ちょっとなんだかおかしいね、ということになります。それを過ぎると認知症になります。一般には、解剖後、アルツハイマー病という診断になります。認知症とは、テレビで見た人の名前が出てこない、何度も会っているのに名前が出ない、という症状ではありません。これらは単なる物忘れです。認知症とは、親族の顔が分からないとか、家の場所が分からない、朝何を食べたか覚えていない、などの症状です。

しかしアルツハイマー病になる前には、必ずMCIとなるのが特徴です。アルツハイマー病になってしまっては、神経細胞がなくなるわけですから、絶対に治りません。治療は、いかに早く気づいて治療を始めるかにかかっているのです。もちろんアミロイドPETができればよいのですが、20～30万円と高価なことと機械の設置場所が限られているので、誰でもすぐできるというわけではありません。

さて、皆さんが興味あるのは、誰がアルツハイマー病になりやすいか、ということだと思います。誰が50代で老人斑ができやすいのかというと、実は、遺伝子診断で予測可能であることが分かってきたのです。どの遺伝子を調べればいいかというと、アポリポタンパク質E（略してアポE）という遺伝子に変異があるとアルツハイマー病になりやすいことが、21世紀に入る前に分かっていたのです。

†アルツハイマー病になりやすい人を見分ける遺伝子アポE

このアポEという遺伝子は、私たち人間が全て持っている遺伝子です。この遺伝子の中の2か所の配列がちょっと違う人がいます（**図1－8**）。アポEには、E2型とE3型とE4型があります。**図1－8**は、299アミノ酸でできているアポEタンパク質を示しま

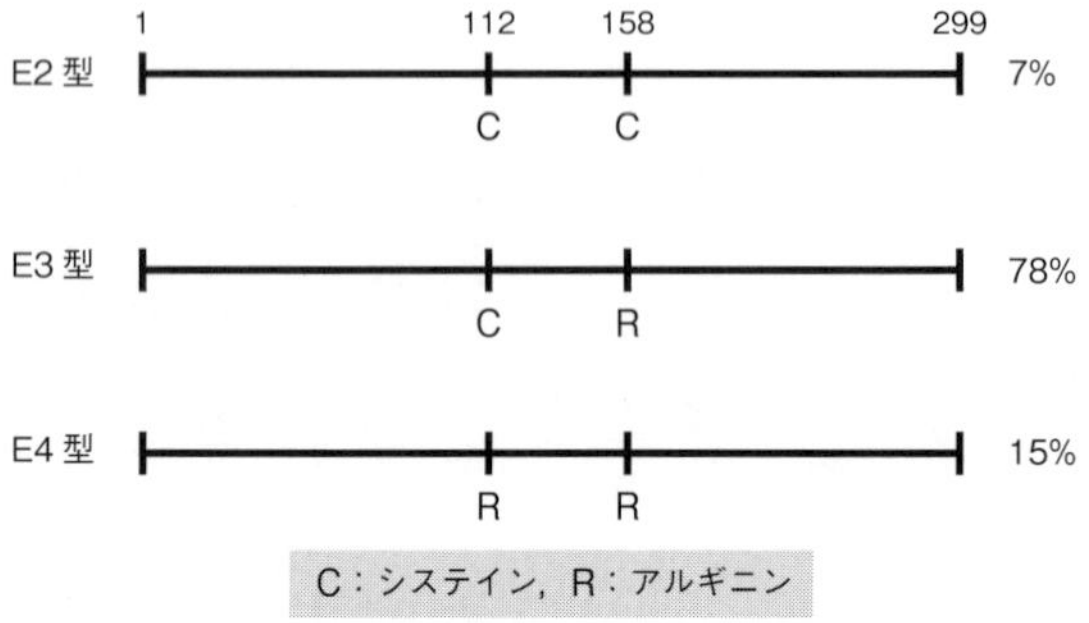

図 1-8　アポ E 遺伝子を調べればアルツハイマー病になりやすいかどうかが分かる。*Nature* 551, 427（2017）

す。このうち、112番目と158番目のアミノ酸が人によって異なるのです。もちろん、この部分を指定している遺伝子の配列が違うからです。日本人全体の中でこの3種類の遺伝子の存在頻度を調べますと、アポE2型を持っている人が7パーセント、E3型を持っている人が78パーセント、E4型が15パーセントという割合まで分かっています。遺伝子はお父さんとお母さんから1個ずつ来ていますから、皆さんがこのE2型とE3型とE4型のどれを2個持っているかは、検査すれば分かります。実はアルツハイマー病になりやすいのはE4型を2個持っている人だということが分かりました。

どれくらいそれが確かなのかというと、**図1-9**を見てください。このデータから、日本人で一番多いE3型を2つ持っている人がアルツハイマー病になるオッズ比を1とすると、E4型を2個持っている人は、なんと11・6倍アルツハイマー病になりやすいということです。つまり、このデータはE4を持っていれば必ずアルツハイマー病になるというのではなく、10倍以上アルツハイマー病になりやすいということです。すなわちアルツハイマー病の発症には、遺伝要因の他に環境要因があるはずで、このE4を2つ持っている人が、例えば、たばこを吸ったりお酒を飲んだりすると、アルツハイマー病になりやすいということです。逆に、節制した生活をするとアルツハイマー病にならないということまで分かってきて、現在では20歳くらいで遺伝子診断して、たまたまE4を2つ持っている人は、運動習慣を付け、食べ物に気をつけるとアルツハイマー病になりにくい、ということまで分かっているのです。

図 1-9　アポ E4 型によるアルツハイマー病発症への影響。Hsiung GY, Sadovnick AD. Alzheimer's Dement. 3, 418-427, 2007. を改変

遺伝子型	オッズ比
E3／*E3*	1.0
E2／*E4*, *E3*／*E4*	3.2（2.9〜3.5）
E4／*E4*	11.6（8.9〜15.4）
E2／*E3*	0.6（0.5〜0.8）

†アポE遺伝子は長寿遺伝子、運動危険遺伝子？

このアポE遺伝子が注目される理由のもう1つは、長寿にもかかわっているらしいという点です。アポE2型を持っている

人が100歳以上の長寿に多いことも分かってきました。つまりアポEは認知症の素因遺伝子ではなくて、本質は長寿の遺伝子かもしれない。それがたまたま悪い方に変異するとアルツハイマー病になるのだ！　ということです。今から30年ほど前の報告では、80歳台の人に、認知症のテストをすると同時に知能テストをしたのです。そうしたら、E2を持つ人の知能テストの成績が良いということが分かりました。つまり、高齢者になって認知症になるか、ならずに健康に長生きするかの分かれ道は、このアポE遺伝子が決めているのではないかということで注目を集めたのです。

だから最初は、アポE遺伝子は「知能遺伝子」とも言われ、「長寿遺伝子」とも言われたのです。しかし、アルツハイマー病危険因子でもあることが分かりました。加えて皆さん、ボクシングの選手がアルツハイマー病になりやすいと聞いたことはありませんか。それは頭を打たれるからです。実はボクシング選手だけではなく、頭を打つ可能性が高いスポーツの人は、すべて危ないと言われています。アメフト、ラグビー、プロレス、サッカー、相撲だけでなく、体操などもそうですね。しかしただ危ないのではなく、実は、アポE4遺伝子を持っている人が頭を打つと特に危ないことが分かってきました。だから、イギリスではアポE4を持つ人は最初からボクシングの選手になれません。非常に危険だからということなのです。最近では、女子サッカーも危ないと言われています。女子サッカーでも頭のケガの原因はヘディングです。これらのスポーツではヘッドギア装着が原則になる時代が来るかもしれません。

加えていろいろな研究から、このアポE4を持つ人は脳卒中からの回復が遅いことも分かってきました。つまり、脳卒中の後、後遺症が残る人、足にまひが残ったりする人というのは、このアポE4を持つ人が多いのです。結局、アポE4は、実は、アルツハイマー病の素因遺伝子ではなく、脳の脆弱性《ぜいじゃくせい》の指標となる遺伝子ではないか、いろんな脳に異常が起こったときに、それからの回復が遅れるような遺伝子ではないか、ということになってきたのです。遺伝子診断でこういうことまで分かるのはすごいことですね。

悪いことばかり言っているわけではありません。この人たちが認知症になる前に治療すれば、悪いことが起きないかもしれないのです。だから遺伝子診断というのは最終宣告ではなく、遺伝子診断によってうまく治療ができる可能性も出てきたのです。これは、非常に良いことです。遺伝子の内実を知らずに、酒を飲んでたばこを吸うという楽しい生活をしていると、知らずに認知症になるかもしれない。だけどそうではなく、遺伝子診断をして、節制した生活を送ると寿命どおりの長生きができるかもしれない、ということです。

†アルツハイマー病の最新治療

そこで、根本治療のことをご紹介しましょう。アルツハイマー病の新薬というのは、老人斑をなくすことを目的とするものです。どうやって老人斑を除くかというと、Aβに対する抗体を使って取り除くのです。

最初に報告されたのは2016年で、アデュカヌマブという抗体です。これはAβが数個集まったAβオリゴマーに対する抗体です。Aβオリゴマーが神経細胞を殺すと考えられています。このアデュカヌマブを静脈注射すると脳の老人斑が消えるという報告が『ネイチャー』という雑誌に報告されました。その抗体の量を増やせば増やすほど、老人斑がきれいに消えるということが分かり、このアデュカヌマブという抗体は理想の新薬ではないかと報告されたのです。

ところがアデュカヌマブを作った企業が、2019年の3月に、この開発を中止すると発表しました。どういうことかというと、よく調べてみると効かなかった、ごめんなさい、というわけです。これも奇妙な話です。実際の結果ではどうだったかというと、多くの症例で調べてみると、アデュカヌマブを大量に投与した群では少し効いているけれども、少量投与した群では全く効いていない。平均すると、あまり効いていなかった。だから駄目でしたと発表したのです。しかし同年9月に、もう1回調べ直したら、大量投与の人はちゃんと効いているので、いいかもしれないと再発表しました。所詮、差があるかどうかのギリギリの線だったというのが本当のところで、何とか良い効果を発表したいという企業の姿勢が丸見えとなりました。

2022年から2023年にかけて、さらに進展がありました。Aβに対するいろいろな抗体が多くの企業によって作られ、治験結果が続々と報告されるようになりました。Aβ1分子に対するものやAβオリゴマー（多量体）に対する抗体、Aβ線維に対する抗体などを使った治験の結果です（図1-10）。同じAβでも集合している分子の数が違えば全体の形が異なるため、当然、違う抗体ができるのです。

また人に投与するためには抗体（本体を免疫グロブリンIgGと呼びます）をたくさん作らないといけないので、培養細胞を使ってモノクローナル抗体という特殊な抗体を作ります。一般には、マウスの細胞を使うのですが、そうするとマウスIgGができ、そのマウスのタンパク質を人間に投与すると異物として認識されて排除されてしまいます。これを防ぐために、遺伝子工学的にそのタンパク質の大部分をヒトのIgGに変えてしまうのです。

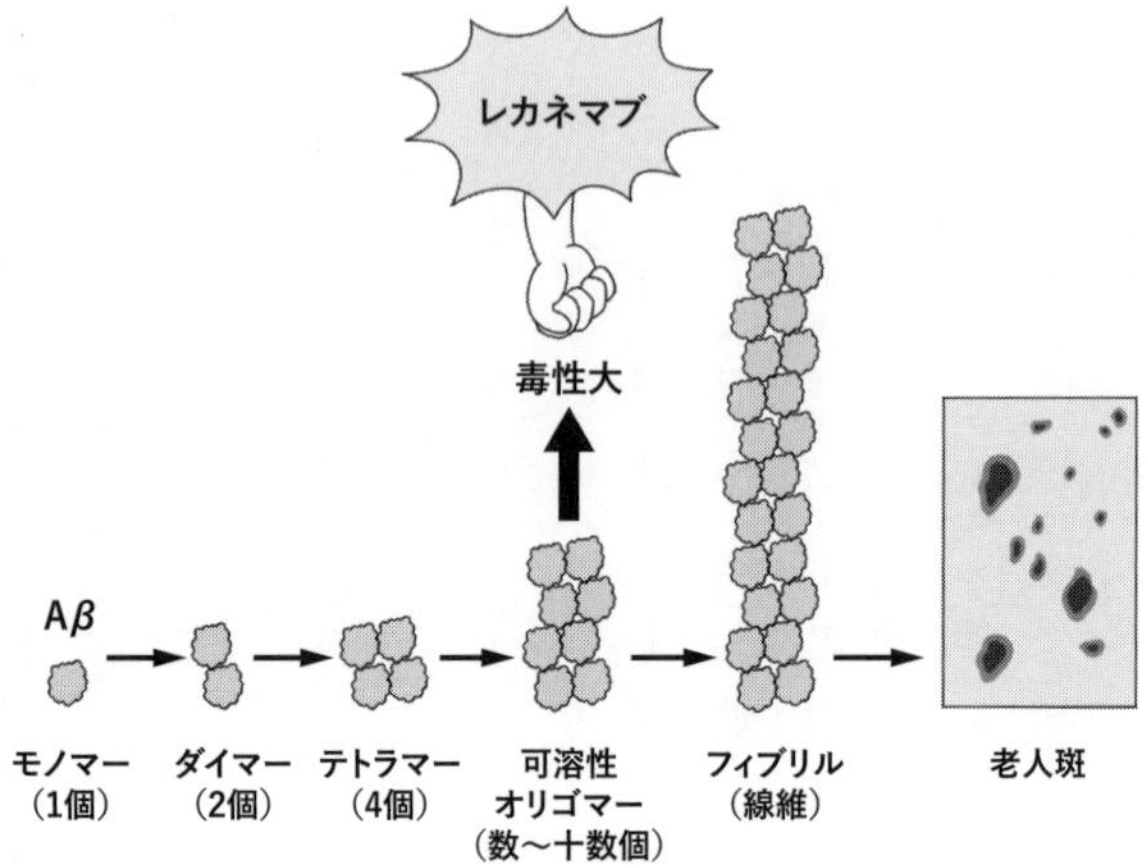

図1-10　種々の形のAβに対する抗体で治験が進行中。Aβは小さいタンパク質だが、多くの分子が集まって最終的に老人斑になる。その中で、オリゴマーと呼ばれるものが一番毒性が強いと考えられている

これをヒト化抗体と呼んでいます。

もう一度、**図1－10**を見てください。

最初に小さい1分子のAβに対する抗体ソラネツマブが作られましたが、臨床試験では患者さんに対して認知機能低下効果が認められなかったのです。

そこで線維状になったAβに対する抗体アデュカヌマブが作られたのですが、先ほど述べたように玉虫色の結果しか得られませんでした。そこで、その中間型でもあり毒性も高いAβオリゴマーに対する抗体レカネマブが作られました。レカネマブは老人斑を除く効果があっただけでなく、認知症の症状が27パーセント改善されたと報告されま

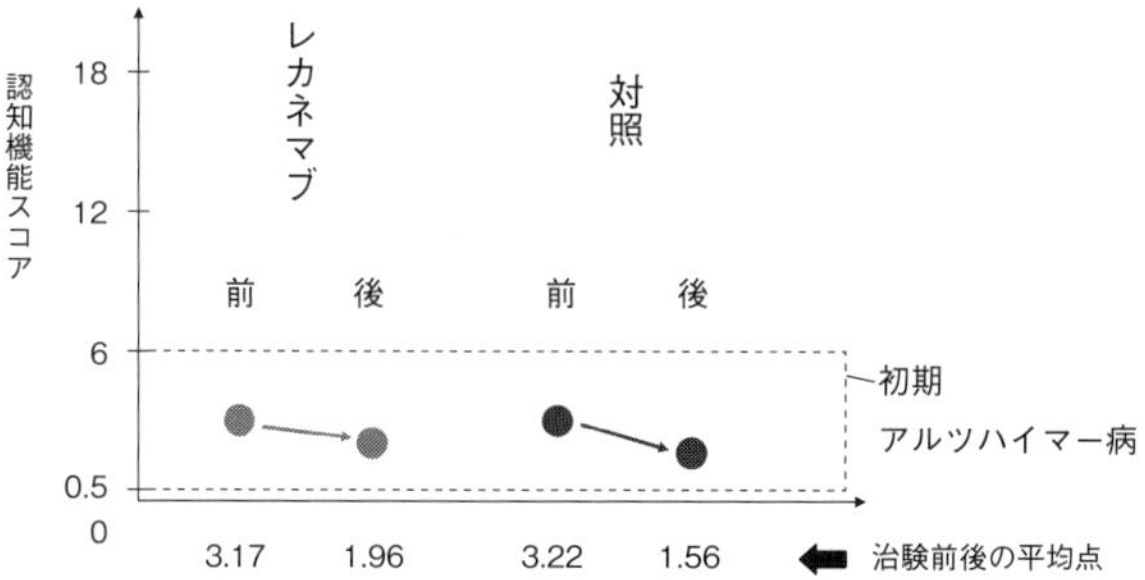

図 1-11　レカネマブによる認知機能改善効果。認知機能は 18 点満点の CDR-SB スコアで示されている。6 点以下がアルツハイマー病とされる。治験前後での点数を示す。*New Engl. J. Med.*（2022）Dec.1 のデータを石浦改変

した。また、別企業が作ったドナネマブという抗体にも同様の効果が認められました。

このレカネマブのニュースが、まるでアルツハイマー病の完璧な治療薬ができたように大きく報道されました。なぜなら、今まで認知症の症状を改善する薬は1つもなかったからで、加えて老人斑が大きく減少したことも嬉しい報告でした。開発に我が国の企業が関与していることもニュースバリューが大きくなった原因でした。そのデータを**図1‐11**に示しましょう。

治験前は数百人の患者さんの認知機能の平均点は3・17と3・22でした。どちらも、かなりアルツハイマー病の症状が進んでいます。1年半後には、レカネマブ群が1・96に、対照群が1・56に下がりました。約3・2から1・56

に落ちるはずのところを1・96に抑えた（これが27パーセント認知機能低下を抑えたという意味）というわけです。この効果が大きいかどうか、病気になった場合にこの抗体医薬を使うかどうかは皆さんが判断すべきものですが、ゴミのような結果と言われても仕方ないほど、小さい効果であることも事実です。

同じようなAβオリゴマーの抗体ガンテネルマブ（また別の会社が作ったものです）は効かなかったと報告されました。同じオリゴマーの抗体でも、レカネマブとドナネマブは効いて、別企業のガンテネルマブは効かなかった。つまりどちらにしても、ギリギリの線であるというのが現状です。

これらのデータを見て気づくことは、根本治療の割には、結果が良いか悪いかのギリギリです。どうしてこういうことが起こったと思いますか？　それは、実は、患者さんの問題なのです。つまり、いったん認知症になった人に投与しても、認知症の人は神経がなくなって壊れた人ですから、いくら治療しても良くなるわけがありません。だから、このような治験をするためには、認知症になりそうな人を選んで治療しなければいけないのです。なりやすい人を対象に、何もしない場合（対照実験と言います）と薬を投与した場合を比べないといけないのです。ここがアルツハイマー病治療の難しい点です。

もう1つは、最大25年間も治療しなければいけないのです。それも大変です。注射1回か2回で治るようなものではありません。ところが今の臨床試験は、最大2年ほどで結果を出さないといけないのです。そのために、ギリギリの結果でも有意差があればいい、という判断になってしまいます。その2つの問題で、このアルツハイマー病の治験はうまくいっていない場合が多いのです。

そうしますと、私が言ったようにアルツハイマー病になりやすい人を見つけて治療しなければいけません。そうすると対象は脳に老人斑がある人か、アポE4遺伝子を持っている人です。ここにも微妙な問題があります。治療しようとすると、その人がアポE4を持っていて、将来ぼける可能性が大きいことが本人にも分かります。本当はそういうことを知らせたくない。なぜかというと、本人が分かってしまうと、下手すると本人がうつ病になる場合もある。だから、このような研究は非常に難しいのです。また二十何年も投与しなければいけないとなると企業にも大きな負担になります。

それから、このモノクローナル抗体アデュカヌマブ、レカネマブ、ドナネマブを投与した実験では、一部の人の脳に副作用が出るのです。ちょっとした出血とか、脳がちょっと腫《は》れる（浮腫《ふしゅ》、腫脹《しゅちょう》）のです。もっと大きな問題は、血管にアミロイド（Aβが不溶性線維状に沈着したもの）がある人に抗体が作用すると、Aβがなくなると同時に血管が傷つき大出血し死亡するケースが見られたのです。ということは、脳梗塞《のうこうそく》が起きて血をサラサラにする薬を投与している人には、新薬を使いにくいことが分かります。血管にアミロイドが蓄積している人も同様です。これを判定するのはなかなか難しい問題で、どういう人を治療対象にするかが、新薬の値段（2023年末に、年間298万円と発表されました）とともに、今後の治療のポイントになっているのです。

†老化も治療できる再生医療

最後に、最新の老化研究事情を紹介しましょう。それは、再生医療を利用した老化の治療法です。認知症になってしまったら、脳の神経がなくなっていくわけです。こういうときにどう治療すればいいかというと、脳に新しい神経を作らせるのが一番です。それが再生医療というやり方です。その自分の遺伝子を持った神経はどこから作るかというと、iPS細胞を使いましょうという話です。

再生医療というのは、自分の欲しい細胞を人工的に作り出す医療です。歴史的に言いますと、私たちのからだの中には、将来、筋肉や神経を作るものがからだのどこかにあるのです。それを体性幹細胞と言います。この体性幹細胞の量は非常に少ないのです。この将来、脳になるものが血液の中から採取できれば、それを脳に注射すれば、ぼけた人がまた元に戻る可能性もあります。ここでは遺伝子操作は一切行われておらず、安全な再生医療です。しかしこの幹細胞の量はとても少ないので、現実的には結構難しい。

もっと別の方法がないでしょうか。他人のES細胞を使うという手もあります。ES細胞とは胚性幹細胞の略です。ヒトの胚はからだ全部を作る能力があります。当然、神経細胞を作ることもできますから、それを自分に移植することは可能です。しかしこれには拒絶反応という問題があります。一番良いのは自分のからだの細胞を神経に変えることです。例えば皮膚の細胞を神経細胞に作り替える手法が、iPSというやり方なのです（図1-12）。

ちょっと説明しましょう。歴史的には、胚性幹細胞（ES細胞）を使うと自分の望む細胞を作ることができるのではないかということがまず考えられました。これは、女性の未受精卵を取ってきて、その細胞の核を取り去ります。これを除核と言います。そこに私のからだから細胞核を取ってきて除核卵に移植するのです。この細胞核は私のものですが、残りの卵全体は他人のものです。しかしここから分裂してできる細胞は私のDNAが作る

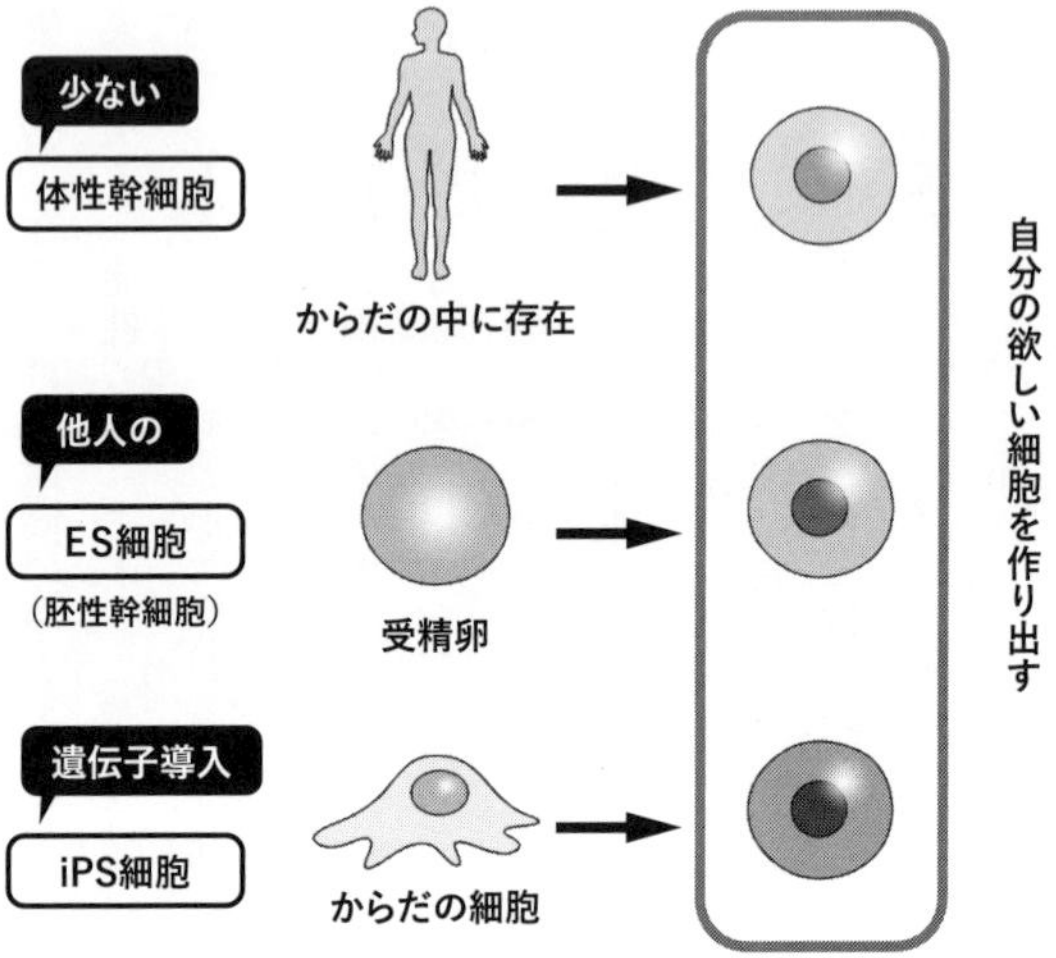

図 1-12　再生医療

ものですから拒絶反応は起こしません。しかもES細胞は、ドナーがいればいつでも手に入るものです。体性幹細胞のように、非常に少なくて分離に苦労するものとは違います。もし欲しい細胞が神経なら、神経に分化する因子を作用させればいいだけです。ここはESであろうが体性幹細胞であろうが、同じです（**図1-13**）。しかしこの方法には、ドナー探しという難題が出てきます。

　そこで山中伸弥先生は、どんな細胞でも自分の好きな細胞にできるようにiPS細胞というものを考案したのです。最初は線維《せんい》芽《が》細胞という細胞で実験を行いました。これは皮膚の細胞だと考えてく

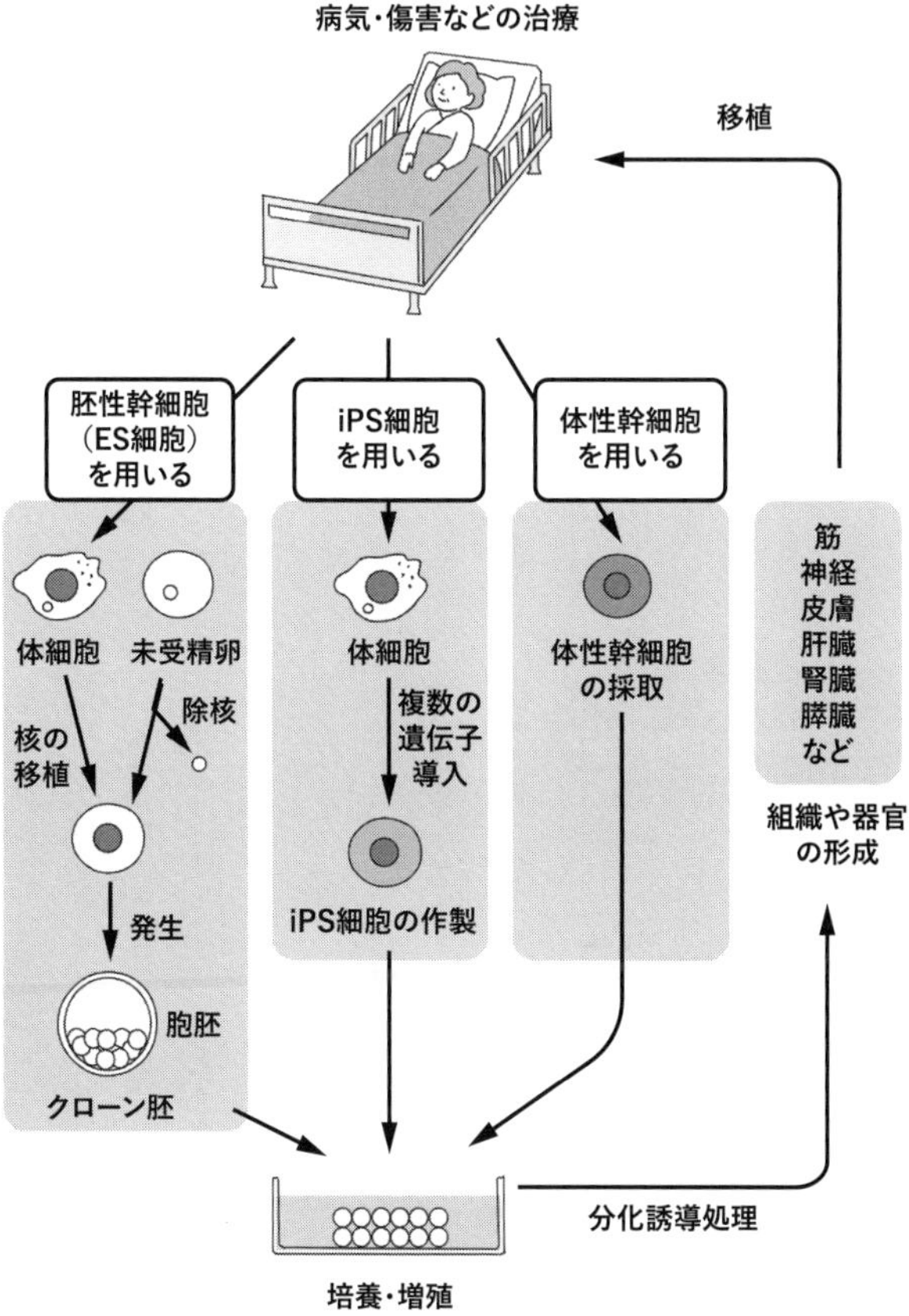

図 1-13　再生医療の 3 つの方法の比較

ださい。そこに4つの遺伝子Oct3/4、Sox2、Klf4、c-Mycを導入しました。遺伝子はウイルスベクターというものに連結して細胞に導入します。そうすると細胞の中で遺伝子が発現します。つまり、4つの遺伝子からタンパク質が作られます。そうするとES細胞や胚性幹細胞に非常に似た、将来、何にでもなりうる細胞ができることを発見したのです。あとは刺激を与えて、望む細胞に分化させていくというやり方です。

しかし、世の中はそんなにうまくいくとは限りません。良いことと悪いことがあるのです。ES細胞は他人から卵を採取しますので、これには他人の細胞のタンパク質が入っています。当然、拒絶反応があります。それを防ぐために除核の作業をしたのでした。もう1つの大きな問題は、女性から卵をもらう点です。未受精卵をもらわなければいけないので、倫理的に問題があることは当然です。一方iPS細胞は、簡便だし、何にでも変化しうる、しかもどれだけでも増える、というように非常に都合が良いのですが、がんになる可能性もある。現実的には、ES細胞より体性幹細胞やiPS細胞の方が問題がなくていいことが分かると思います。

†iPS細胞の問題点

そうしますと、ｉＰＳ細胞がこの中で一番応用が利く気がします。しかしこの４つの遺伝子のうち、c-Mycという遺伝子はがん遺伝子なのです。この遺伝子は細胞を増殖させる遺伝子で、これが変異するとがんになってしまうという危ない遺伝子ですから、それ以外の遺伝子で代替できないかということは誰でも考えます。この研究は、多くのところで行われています。

そこで、c-Mycを除いたOct3/4、Sox2、Klf4という３つの遺伝子を、老化する動物に導入したらどうなるかという実験が行われました。早老症という非常に早く老化する病気のモデルがあります。このモデルマウスにc-Myc以外の３つの遺伝子を入れたら、早老症が改善したという研究が発表されました。これはすごいですね。老化を防ぐ根本的な研究になる可能性があります。

つまり、ｉＰＳ細胞を使って老化を治そうという大胆なやり方です。さすがにアメリカ人は目の付けどころが違っていて、アマゾンドットコムのジェフ・ベゾスという人がこれらの遺伝子を、老化マウスに入れたらどうなるかという実験を長い間行っていたのです。けれども普通、遺伝子を入れるとその遺伝子がずっと発現します。ずっと発現すると、マウスは数日後に死ぬのです。マウスに遺伝子を導入するというとんでもない実験を行ったのです。

いいですか？　iPS細胞というのは細胞に遺伝子を入れる実験です。それとは違うのです。マウス個体に遺伝子を入れてしまうのです。そうすると死んでしまったので、ここで頭を働かせて、先ほどのc-Myc以外の遺伝子を一時的に発現させました。成長途上のある時期に一過性に発現させると、早老症のマウスが若さを取り戻して長生きしたというのです。これは本当ならすごいことです。もちろんこのような研究は追試しなければなりません。また人間に遺伝子を導入することもできるかどうか分かりません。しかし、遺伝子を使って若返りさせようという、ある意味、すごい研究です。

†mRNAワクチン

遺伝子を一時的に発現させる一番いい方法は何かというと、皆さん気がつきますね。ご自分でもやったでしょう。それは、新型コロナウイルスに対するmRNAワクチンです。あれは、一時的に外来の遺伝子を生体内で発現させる行為です。遺伝子組換えを自分のからだで行っているのです（そういう人が「遺伝子組換え食物反対！」などと言っているのですから理解不能です）。

話を元に戻すと、新型コロナのワクチンのようにｍＲＮＡを使って３つの遺伝子を一時的に発現させたらどうか。それだけではなく、老化を防ぐためにRIN28やNANOGという遺伝子を同時に使ったほうがいい、などという研究が行われているのです。これらの遺伝子の組み合わせによって若返りができるかもしれないという研究が、今、盛んに行われるようになりました。つまり、人間の老化を根本的に防ごうというわけです。

山中先生の４つの遺伝子（山中因子）を使って、私たちのからだの皮膚だけではなくて、いろいろな細胞をｉＰＳ細胞にして、それらのｉＰＳ細胞から自分の好きな細胞を作る。そういう時代が来る可能性があるのです。そのときには、がんにならないためにどうしたらいいか、という研究もこれからすごく重要になるのです。

このように認知症や老化の研究は、基本的には栄養、タンパク質の研究からＤＮＡの研究へと移っているということがお分かりになったかと思います。

第2章

肥満とダイエット——なぜ太るのか、なぜやせないのか

本章では、皆さんのからだの身近な話をすることにしましょう。最近、体型を気にする人が増えてきました。男女ともに34歳になったら体型、特にお腹周りが気になり出すというデータもあります。そこで、肥満とは何か、どうして減量は難しいのか、という哲学的・生物学的な問題を含めて考察していくことにしましょう。

†太るのは必然?

まずは、ご家族または同僚のことを考えてみてください。だいたい同じものを食べていても、すぐ太る人とずっとやせ体型を維持している人がいることと思います。その違いは代謝の仕組みに差があるからです。太る人は食料を効率よく利用できる人です。すなわち食べたものが、すぐ身になる人です。逆に、食料の利用効率が悪い人、食べたものが身にならない人もいます。そういう人はなかなか太りません。同じような食事をしてなぜ異なるのかというと、摂取した食料の利用効率に個人差があるからなのです。効率よく利用できる人は太ってきて、あまり利用できない人はやせるのです。これだけだと、太る人の方が利用効率がいいというだけです。

それでは、昔はどうだったか考えてみましょう。例えば江戸時代の天保の大飢饉《だいききん》のように、食べるものが非常に少なかった飢餓の時期があります。一般の人では、おかずはみそ汁と香の物だけというような時代がありました。このような時代には、どちらのタイプの人が生存に都合が良かったかというと、食物を効率よく利用できる人の方が少量の食料でも食べたものが身になるために生き残ることができました。ところが、食べたものを効率よく利用できない人は、同じものを食べても食べたものが身にならず、飢餓が続くと亡くなってしまうということが起こりました。現代における肥満型、すなわち食べたものを効率よく利用できる人の方が、飢餓の時代に生き残ってきたのです。

しかし今はどうでしょう。現在は飽食の時代といわれていて、食べ物が周りにたくさんある。こういう時代では、この両方の型の人はどうなるかというと、効率よく食べ物を利用できる人は、同じように食べても太ってきてしまうのです。ところが、食べたものが身にならない利用効率が悪い人は、たくさん食べても標準体型を保つことができます。そうすると現代は、このやせ形の方に都合がいい時代ということになりますね。だから時代によって、どちらが良いかということが違うのです。

肥満型の人は、食べ物がない時代に生き残った人たちです。肥満になりやすい人は、進化の観点から考えると生き残るのに必要だった遺伝子を持っているに違いない。食べ物が少ないときに生き残るために必要だった。こういう考え方を「倹約遺伝子説」と呼びます。すなわち、肥満になりやすいタイプはその個体が生き残るのに必要だったわけですから、それを逆行させることは難しい。そう考えると肥満は非常に治療しにくいものだということが分かりますね。肥満になりやすい人というのは、進化で最適化されてきた人たちです。ということは、少しくらい太っていても、「進化的に非常に都合がいいのだ」と思っていただければいいのです。まとめますと、太めタイプというのは食糧危機で生き残る型であり、やせタイプというのは現在の飽食時代に都合の良い型であることが分かります。

ところが太めで喜んではかりはいられません。沖縄県は1970年代、女性の平均寿命は日本一でした。まだ長寿県と思っている人も多いことと思います。しかし、2010年には全国3位に、2015年には全国7位、2020年には何と全国で16位になってしまいました。糖尿病による死亡率は、1970年代では最下位だったのですが、今では第1位です。これらは、米軍によるアメリカ式食事が入ってきたせいだと言われています。一般には肥満になると糖尿病になりやすいと言われています。ただし沖縄は、全カロリー摂取量が21世紀に入って前より減っているのに、寿命が低下し糖尿病が増えており、これは脂肪の摂取量が増えたからだという別の原因が考えられています。

†肥満遺伝子を信用してはダメ

今、何が問題になっているかというと、世界中で極端に肥満の人が増えていることです。その原因として3つくらいが考えられています。例えば、肥満の人は自力でやせることができないのではないか。2番目は、そうではなくて肥満の人はやせるつもりがないのではないか。3番目は、肥満の人というのは肥満に対する考え方が、そもそも間違っているのではないか。自分を肥満と思っていないのではないか、というわけです。また最近の研究では、国によってカロリー摂取量や消費量が異なっているので単純比較できず、要するに肥満の原因はいろいろあって、状況によってなかなかやせることができないという考えも出てきました。

そこで、肥満が遺伝的なものなら遺伝子を調べればいいのではないかという単純な考え方が出てきました。最近、3つか4つの遺伝子を「体質遺伝子」として調べてみませんかというお誘いが見られるようになりました。しかしこれには結構お金がかかるのです。でも、わざわざそんなものを調べなくても、体型を見れば分かりますよね。

この遺伝子の話は興味深いので、ちょっと紹介しましょう。

最初に出てくるのがβ3アドレナリン受容体です。この遺伝子は、実はアドレナリンの刺激によって脂肪を燃焼させる遺伝子です。だから体型とか肥満に関係する遺伝子だということが分かります。アメリカやメキシコにピマ族という人たちがいて、この人たちはかなりの肥満です。この人たちの遺伝子を調べてみると、このβ3アドレナリン受容体にミスセンス変異（DNAの1文字の変異）があることが分かってきました。つまり、この遺伝子変異のために、同じようなものを食べても太るのではないかという考えが出てきたのです。これを調べましょうという遺伝子診断の商売があるのですが、すぐ飛びつかないでください。日本人ではこういう変異をもつ人がいるかというと、両親からもらった遺伝子の両方ともに変異がある人（ホモ）はたった4パーセントしかいないのです。しかも、肥満と相関があるかどうかについては少し疑問があります。だからこの遺伝子診断で肥満かどうかが分かると言い切るのは、ちょっと問題がありますね。

†太る部族

ピマ族について、もう少し詳しく紹介しましょう。アメリカ合衆国のアリゾナ州ピマ郡に昔から住んでいた人たちです。こういう先住民の人たちには、アメリカ政府から保証金などが出て、昔から農業をやっていた人が離農し、あまり働かずにたくさん食べて肥満になったということらしいのです。ところが、このアリゾナ・ピマ族の人たちの一部が、メキシコに移住しました。この人たちは、もともとは同族なのですが、メキシコに行っても、まだ農業とか酪農を続けていました。驚くべきことに、その人たちはあまり肥満になっていないのです。

ということは、もともと持っている遺伝子が同じはずですから、これだけ体型が違うということは、環境要因によって肥満になるかならないかが決まる、ということです。それでは環境要因とは何だったかというと、食料の過剰供給だったらしいことが分かってきました。アリゾナでは、飽食の時代に仕事（運動）をせずにたくさん食べていたから太ったのではないかといわれているのです。

もう1つ、肥満で非常に有名な場所があります。それが、肥満の割合が世界で一番高いというナウルです。太平洋の島の国ですが、ここにも肥満の人たちがいっぱいいるのです。ナウルという島は、もともと海鳥の糞《ふん》が蓄積してできた島といわれていて、ここには、リン鉱石がたくさんある。これを肥料メーカーに売って多くの島民が儲け、そこで仕事を辞めて、非常に安楽な生活になった。安楽な生活、プラスお金があって働かないとなり、欧米風の食生活が入り込んでくると、一遍に肥満になってしまった。つまり、これも環境によって肥満が起こったという例になります。

†オモシロ肥満度検定

皆さんは肥満に対する考え方が国によって違うのではないかと思いませんか。あるとき、男の人の写真をいろいろな国の人に見せて、理想の体型とはどんな感じですか、コンピューターでこの体型を理想通りに直してください、と頼んだ実験があるのです。そうすると面白いことが分かってきました。例えばエジプトとかフィリピンでは、男性の理想の体型は、おなかの筋肉が6つに割れていることだ、というのです。ところが国によってちょっと違っていて、コロンビアとかパキスタンでは、別におなかの筋肉が割れていなくても少し太めの男性のほうが、何となく理想の体型だ、というように、国によって全然違うのですね。

女性は特にそれが顕著でした。例えば南アメリカ大陸のベネズエラでは、日本人から見るとかなり太めの女性がかっこいいと考えられています。ヨーロッパのルーマニアでも太めの女性がかっこいいのです。でも国によってはアメリカ合衆国やフィリピンみたいに、細くてウエストがきゅっとしまったような体型のほうがいいという国もあり、これも国によって全然違うのです。だから、理想の体型というのは、国によっても人によっても違うのです。そういうことを考えながら、私の話を聞いていただければと思います。

すでに紹介したβ3アドレナリン受容体のほかにも、肥満に関係する遺伝子で有名なものがあります。PPARγ（ピーパーガンマ、と呼びます）という遺伝子です。このPPARγというのはパラグアイ原産のハーブ、パロアッスルを投与することで上昇する転写活性化遺伝子です。これが、どういう遺伝子かというと、このPPARγは2つの別々の肥満関連の遺伝子UCP1とアディポネクチンを活性化するのです。UCP1は脂肪の燃焼に関係する遺伝子、アディポネクチンは抗肥満遺伝子です。そこでこのPPARγは、UCP1とアディポネクチンの上流にある遺伝子と呼ばれます。だから、肥満を防ぐ遺伝子群を根元で制御する遺伝子がPPARγで、これも体型に関係するのではないかといわれています。

このようにして、いくつかの遺伝子間の関係が分かってはいるのですが、でも肥満が100パーセント遺伝で決まっているわけではないのです。特に顕著な肥満はそうかもしれませんが、通常の人の肥満については、ほとんど分かっていないのです。

太る、太らない、肥満を防ぐダイエット法というのを、もう少し科学的に解明できないかということになりますね。

†エネルギー収支は家計簿のようなもの

ここからは少し生命科学の勉強をしていただきましょう。それは私たちの食べたものが、どういうふうに利用されているかという点です。家計簿をつけている人は、漠然とした家の収支を一目瞭然にした経験があると思います。数字を見ると肥満の原因もはっきりわかります。例えば、私たちが食べたものの持つエネルギー全体を10とします。そのエネルギーは何に使われるかというと、1つはじっとしているときに使うエネルギーです。人間というのは何もしなくてもからだの中で代謝が行われているのですが、10のうち6くらいが、そのために使われているのです。意外に多いですね。この部分を基礎代謝量と呼びます。

それでは、動くときに使う運動性のエネルギーの割合はどれくらいかというと大体3くらいです（図2-1）。基礎代謝量に比べて少ないですね。6と3の残り1は何かというと。それは食事誘発性熱産生（食べたあと何となくポカポカしてくる、アレです）といって、体温の維持のために消費されるエネルギーだと考えてください。ここで大事なことは、私

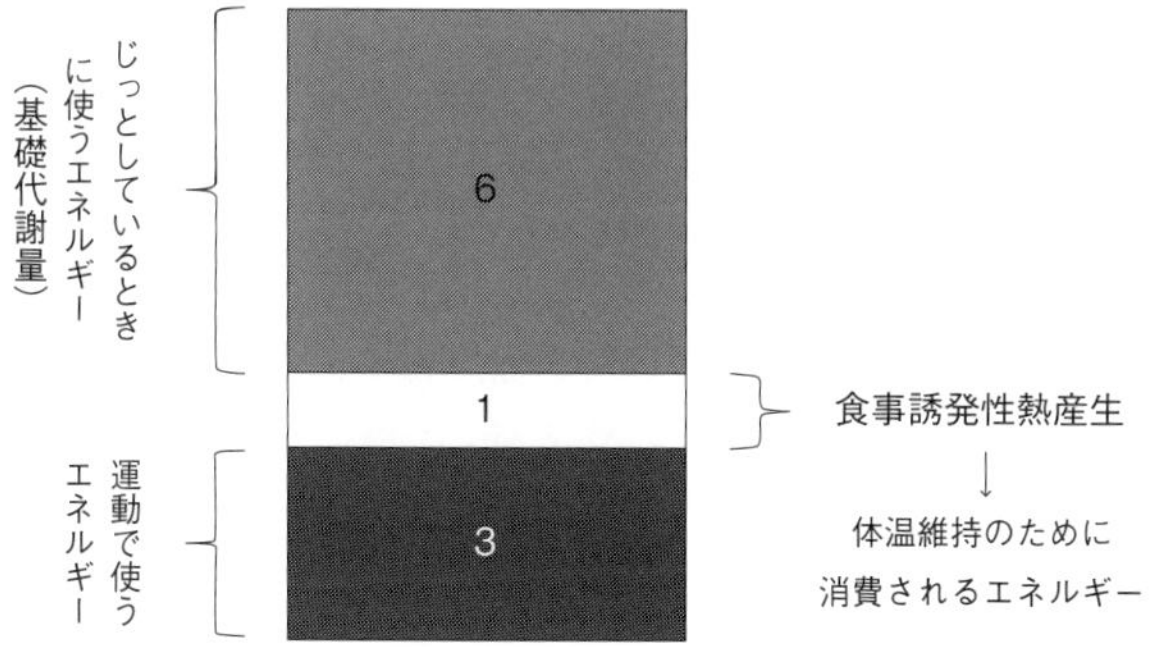

図 2-1　基礎代謝量と運動性のエネルギー

たち人間というのは、ただじっとしていても食べたものの半分以上のエネルギーは、それだけのために使われるという事実です。

例えば、皆さんの家で20歳の人と50歳の人、大学生とお父さんでいいのですが、同じものを食べたとします。使うエネルギーは同じかというと、そうではありません。若い人は大体10のうち6を基礎代謝量に使うのですが、お父さんはもっと少ないのです。つまり年を取ると、じっとしていても使うエネルギーがだんだん少なくなってきます。これは何となく分かりますね。面白いのは、その値はほぼ筋肉量に比例するという事実です。

それでは運動に使うエネルギーはどうかというと、これもやはり20歳よりも50歳の人のほうが少ないのです。そうですよね。若い人の方が動きますね。そうすると先ほど言った、その2つの間にある部分、すなわち体温に使うものは大体同じですから、余った部分が太るのに用いられるのです。ですから、同じものを食べていても、高齢者の方が体重が増えていくというのは、そういう理屈によるものです。50歳よりも60歳になると筋肉量も、運動で使うエネルギーも減ってくる。70になると、もっと筋肉量も減り、動く量も減ってくる。そうすると年を取れば取るほど、体重増が起こるということが、お分かりになると思います。若い人と高齢者が同じ量を食べると、高齢者のほうが、だんだん太っていくのですね。

コラム　休日に考えるべきこと

毎日、仕事に出かけている人は必見です（図2－2）。

通常の通勤日、オフィスを歩き回ったりトイレに行ったりしますが、これらと通勤などでどれくらいのカロリーを使うかというと、平均、2113キロカロリーくらいと言われています。ところが休日になると、家でゴロゴロし食べて寝ていると1386キロカロリーしか使わないのです。

皆さんは、休日になるといつも以上においしいものを多く食べたり、豪華な食事をしていませんか。通勤日と同じものを食べていても、余分の2113－1386＝727キロカロリーがどう

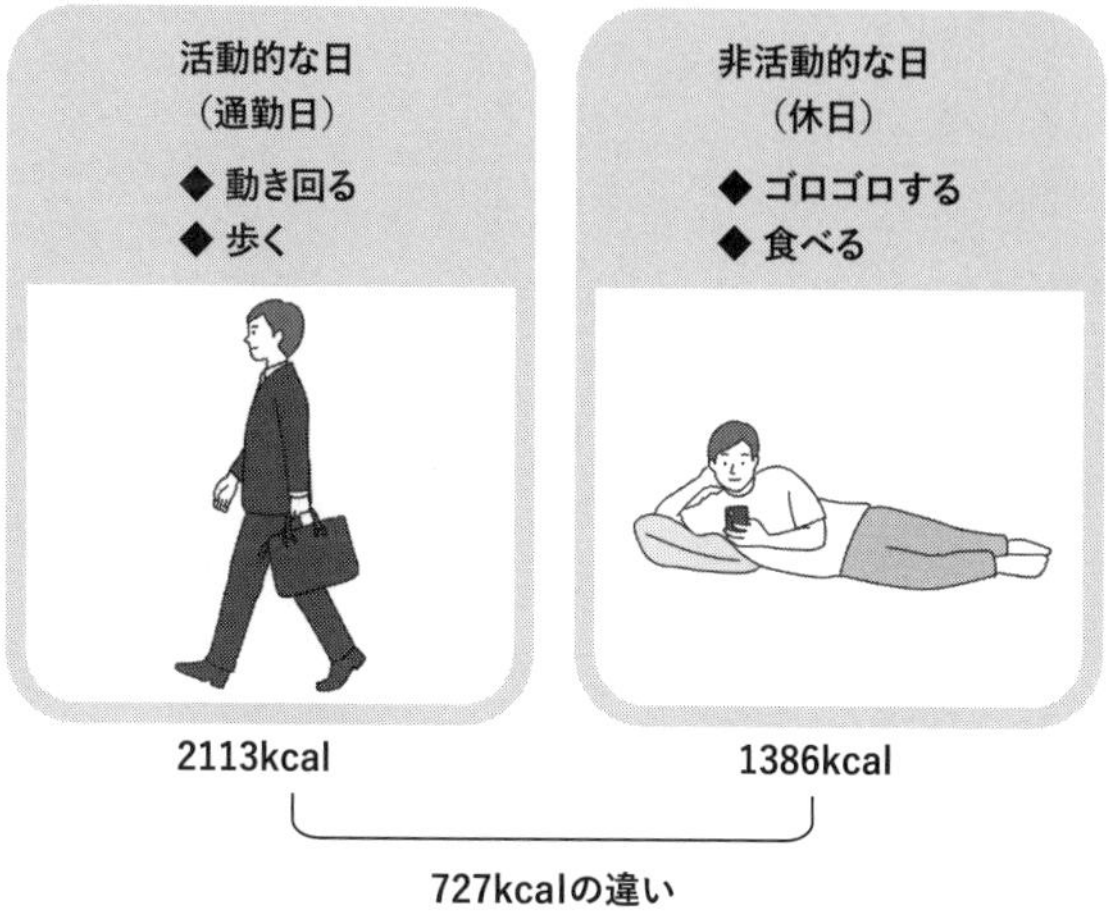

図2-2　通勤日と休日の消費カロリー

なるかというと、それが体脂肪として蓄積されるのです。豪華な食事ではどうなると思いますか？　考えるだけで怖いですね。

そこで、体重を維持するためにはどうすればいいかというと、この727キロカロリーを使わないといけません。これにはいろいろなデータがあるのですが、体重60キログラムの人がジョギングやエアロバイクで30分運動すると、221キロカロリーしか消費しない、というデータがあります。別の研究では、1時間以上のジョギングでようやくこの増加分が消費できるそうです。正月の休みが終わると日本人は平均1・6キログラム体重が増えているという事実も、これで説明できます。

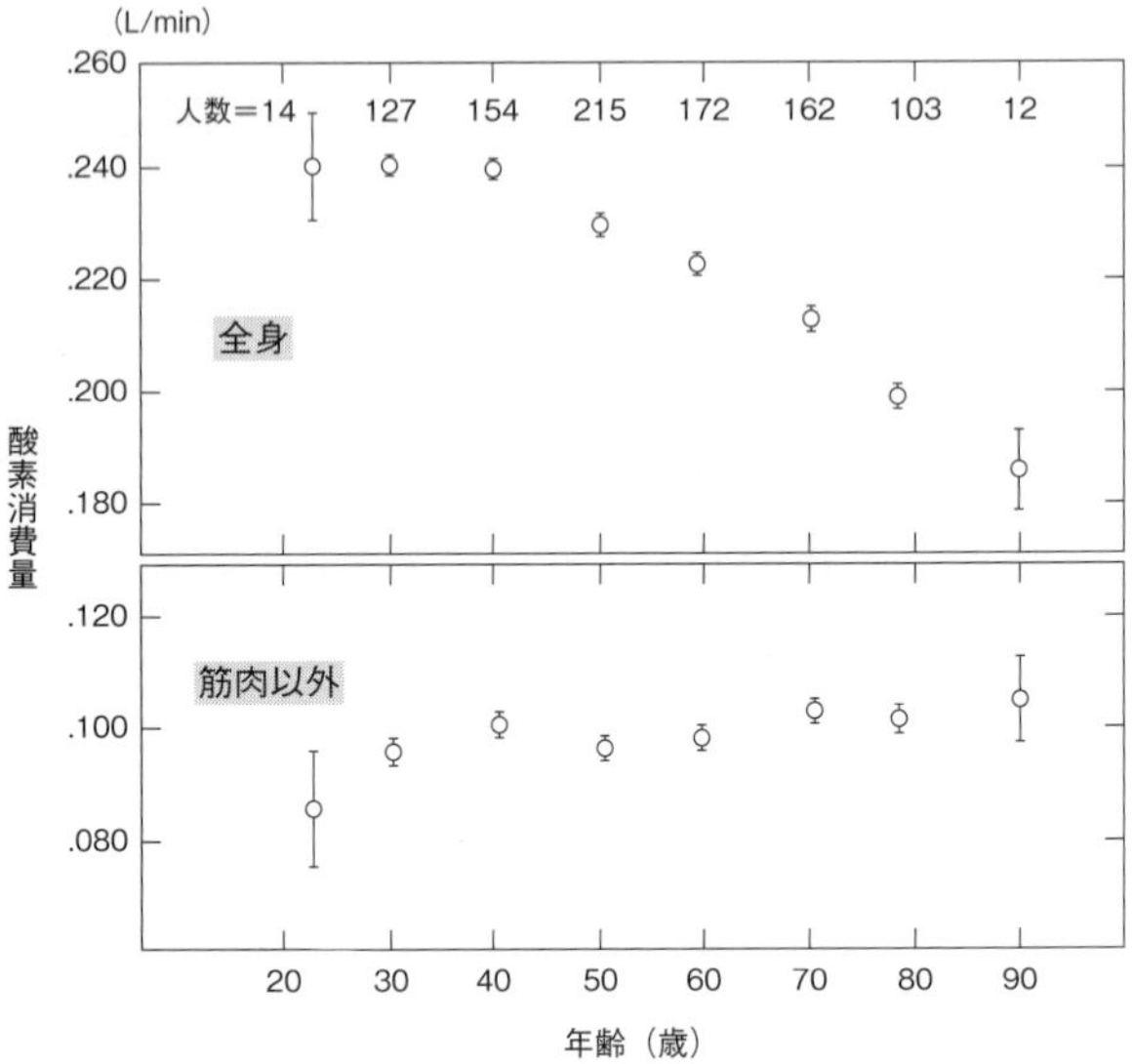

図 2-3　酸素消費量と年齢

†余分なエネルギーを落とす

話を元に戻しましょう。この基礎代謝量をどのように測定するかというと、酸素消費量で測るのです。つまり、じっとしていても酸素をどれくらい使うかを測定することでからだがどれくらいエネルギーを使っているかが分かるのです。この値は、はっきりと筋肉量に比例していることが分かってきました（**図2-3**）。これを逆に考えると、筋肉を増やせば基礎代謝量が増えるということになります。

「基礎代謝量の計算式」を検索すると、厚生労働省をはじめいろいろなところが発表している計算式が出てきます。それらの計算式には、必ず体重と身長と年齢が入っています。皆さんの身長と年齢は、昨日と今日ではほとんど変わりません。ところが体重だけは、ダイエットすると1キロ減るかもしれないし、たくさん食べると1キロ増えるかもしれません。よって、基礎代謝量の計算には体重のファクターが非常に大きく関与することが分かります。だから何も食べずにダイエットによって体重が減ったら筋肉量も減るわけですから（脂肪がなぜ減りにくいか、後の項で説明します）、基礎代謝量も当然減ることが予想できます。

ダイエット時に何に注意したらいいかというと、減った体重を維持するために食べる量も減らさないといけませんね。そうすると何が起こるか。実は、食欲は落ちないことが分かってきました。なかなか食べる量が減らないのです。一番勧められているのは、お茶椀を小さくすること。つまり、ご飯の量を減らさなければいけないのですが、お茶椀を小さくすると一見減っているようには見えないのです。もう1つのおススメは、ゆっくり食べることです。この2つを守っていただければ、ダイエットが比較的うまくいくことが分かっています。

†筋肉と脂肪、どちらを落とす？

そこで皆さんにお聞きしたいのですが、ダイエットをして落としたいのは筋肉の量ですか、脂肪の量ですか。当然、誰でも脂肪の方を減らしたいですよね。筋肉が減ったら動けなくなります。筋肉と脂肪それぞれ10グラムを比較すると、量は脂肪の方が大きいのです。比重が軽いからです。だから脂肪が減れば、一見おなかの周りがきゅっと締まったように見えるのです。

ところが、やってはいけないことがあります。例えば体重を減らすために水しか飲まないような過酷なダイエットをすると、脂肪だけではなくて筋肉の方がもっと落ちてくるのです。そこで筋肉はそのままに脂肪だけを落とすようなダイエットが必要になる。筋肉が落ちると基礎代謝量が落ちますから、基礎代謝が落ちることは全体の体力が落ちることになります。

ダイエットして減った体重を維持するためには、必ず食べるものを減らします。食べ物を減らすと、やはり筋肉が落ちてしまいます。筋肉が落ちると基礎代謝量が減ります。基礎代謝量が減ると、また食べる量が減っていくという悪循環が起きることが多いのです。

要するに、ダイエットをすると健康にからだを維持することがなかなかできなくなるのです。

それではどうしたらいいかというと、やみくもにダイエットをすると基礎代謝量が減ります。実は、予想していたよりも低下します。だから減った体重を維持するためには食事量を減らすのですが、食事を減らすだけでは駄目で、もう1つ大事なことは、運動量を増やすことも大事なのです。そうすることによって筋肉量が保たれる。ところが食事というのは不思議なもので、カロリーが多いものほどおいしそうに見えるのです。皆さんは、ハンバーガーやフライドポテトを食べたことがあると思いますが、あれはどこに行っても食べたくなってしまうのです。ところがカロリーが非常に多い。それをうんと我慢して、カロリーの少ないものを食べないといけないことになります。

最近、話題になっているのは、特に無理やりダイエットをすると、食欲が逆に高まってくることが分かってきたことです。すなわち、ダイエット後には食欲が高まって、それを抑えにくくなる。そうすると当然リバウンドするのです。だから、うまくダイエットができないことになってしまう。有名な話をご紹介しましょう。

このリバウンドを防ぐのは1番から4番のうちどれだと思いますか。1番は強い意志。

2番はリバウンドを防ぐ特別な薬がある。3番はそうじゃなくてカウンセリングなどの心理療法が非常によく効く。4番は外科手術です。さあ、どれだと思いますか。正解は1番です。ダイエットを成功させるためには、非常に強い意志が必要だということを覚えておいてください。

†栄養学のキホン

ダイエットとは要するに脂肪を摂らなければいいのだ、と思っている人はいっぱいいると思います。だから、ある人は脂肪分の摂取を厳密に制限しているのです。だけど甘いものだけはやめられなくてという人も、結構いるのですね。それがなかなかやせない理由です。実は糖分というのは、容易に脂肪に転換されるのです。糖分（炭水化物）から得られるグルコースは容易に脂肪に転換されます。だから、エネルギーの基本を皆さんは知っておかないといけないのです。

炭水化物、タンパク質、脂質という三大栄養素がどのように代謝されるか、この部分だけ頭に入れておいてください（図2－4）。炭水化物の代表例が糖なので、以後、糖と書く場合があります。同様に、脂質というのは中性脂肪、ステロイド、リン脂質などの総称

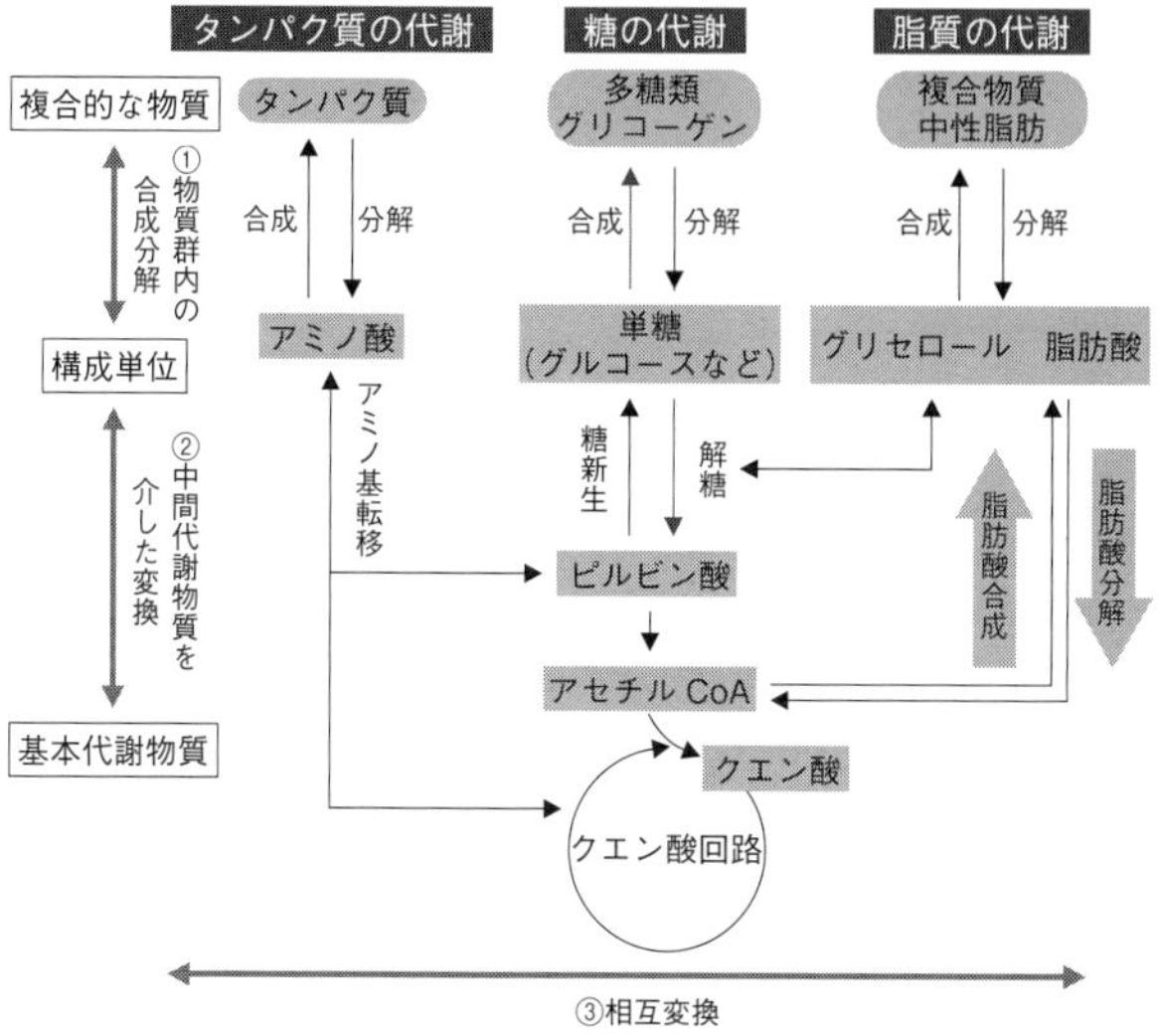

図 2-4　基本の代謝経路

ですが、以下は中性脂肪を取り上げます。これらが分解していく途中にエネルギーが発生します。一番早くエネルギーを得ることができるのは、炭水化物(糖)なのです。ご飯でも何でもいいのですが、炭水化物は分解されてグルコース(ブドウ糖)になります。グルコースが解糖系という経路を通って、クエン酸回路、電子伝達系というところを通り、最終的に二酸化炭素と水に分解されます。この途中にエネルギーが出てくるのです。このエネルギーで私たちが生きることができます。生きる源の第一は糖分です。

ところが、この化学反応経路を見ますと、タンパク質を食べてもそれが消化されアミノ酸に分解されます。アミノ酸は先ほどの糖の分解経路の途中に入り込んでいくのです。すなわちタンパク質を食べても、糖を食べたのと同じような経路でエネルギーが作られます。脂肪（中性脂肪はトリグリセリドとも呼ばれます）はグリセロールと脂肪酸に分解され、グリセロールと脂肪酸も先ほどの経路に入っていくので、三大栄養素は全部、基本的には糖の分解経路と同じ経路に入っていくのです。だから何が違うかというと、糖の分解経路が一番早く利用でき、タンパク質や脂質の利用には、少し時間がかかってしまいます。しかし最終的には全部同じエネルギーを作るのに用いられるのです。

ところが、覚えておいてください。タンパク質も糖分も過剰摂取すると脂肪として蓄積されるのです。一方、使うことを考えると、体内に蓄積した糖分が最初に使われ、次にタンパク質、そして最後に脂肪が使われます。すなわち脂肪は、たまりやすく逆に減りにくいことになります。皮下脂肪を減らすのがなかなか難しいことは、皆さんが経験していることですね。

それではたまった脂肪をどうやってなくすことができるでしょうか。もちろん答えは、「エネルギー源として消費する」、すなわち運動をして減らすことなのです。おなかをつまんでみてください。簡単につまめる人はいませんか。これが皮下脂肪です。これをなくしたい。筋肉を落とさずに脂肪だけを落としたい。これがみんなの夢ですが、これが逆になってしまうのです。筋肉が落ちて脂肪がそのまま残ることになる。あまり虫のいいことを考えないで、ちゃんと脂肪を減らす方法をこれから勉強しましょう。

†脂肪を減らす

例えば、体重が60キロの人が頑張って50キロに減量したとします。すると皆さんは、何が減ったと思いますか？　筋肉ですか、脂肪ですか、それとも水分ですか。

実は、いろいろな臓器の重量も落ちてしまうのです。当然ですよね。一番多く落ちるのは腎臓、その次が肝臓、心臓、筋肉という順になっているそうです。これで分かるように、筋肉は落ちにくいのです。筋肉が減る前に心臓が小さくなるのです。だからダイエットというのは、ある意味、上手に行わないと危険な行為だということが分かります。

それだったら、脳みその重量も落ちると思いませんか、皆さん。からだ全体が10キロ減るということは、みんな少しずつ減っているとすると、脳も減っているのではないですか。もしそうだとしたら大変ですよね。答えは、ノーです。脳はそんなに減りません。だけど

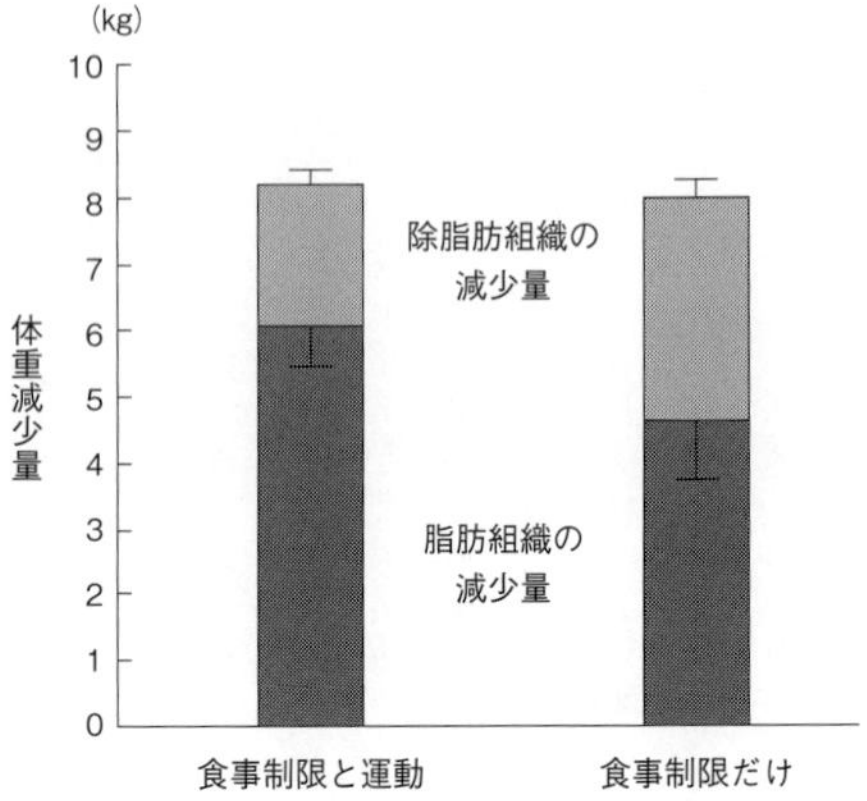

図 2-5　食事制限に運動を併用したほうが、脂肪組織の減少が多く、除脂肪組織の減少が少ない。Hill J. O. ら 1987.

何十キロも減らすと、ちょっと減ります。気を付けないといけないのです。

　ここから少し大切なことをご紹介します。食事制限だけでダイエットするときと、食事制限と運動を上手に工夫してダイエットするときとでは、減るものが違うのです。もちろん両方とも脂肪は減ります。しかし、除脂肪組織、これは主に筋肉なのですが、この減り方が違うのです。**図2-5**を見てください。食事制限と運動を一緒にすると筋肉の減りが少ないことが分かりました。ただ食べないだけの食事制限だと筋肉の減りが結構大きいのです。だからダイエットの基本は、運動しながら食事を減らしていくことになります。

まとめます。筋肉を落とさずに脂肪を落とすには、なるべく食べる量を減らさずにエネルギー消費量を増やす。もちろん食べる量を少しは減らさなくてはいけないのですが、そんなに大胆に減らしてはいけない。エネルギー消費量を増やすというのは運動するということです。ところが1つ覚えていてほしいのは、減量がうまくいく人と、うまくいかない人が、どうもいるらしいことも分かってきました。だから減量できるかできないかは、個人差があるのです。これはどうしようもないことなので、ちょっと注意してください。

†ダイエットには運動が必要

もう1つのポイントは、食事でやせるのと運動でやせるのでは、運動でやせたほうが、もちろんからだにいいことが分かっています。運動でやせた方が、心肺機能が保たれるのです。そうすると高齢者は長寿になる。もう1つは、中年の人が糖尿病を防ぐことができる。インスリンによる血糖下降効果がだんだん顕著になってくるのです。だから、ただやせるのではなく運動しながら少しずつ食べ物を減らしてやせていくことが、非常に良いやせ方になります。

またここで注意しなければいけないことがあります。ダイエットをするときに、とにかく食べ物だけを減らす人がいるのですが、逆に言うと、小食の人は太りやすいことは覚えておいてください。実は、筋肉を増やすと逆に太りにくくなるのです。そのことをお話ししましょう。小食の人というのは一般的にエネルギー消費量が少ない、これは分かりますね。それがずっと続くと、からだが省エネのからだになってしまうのです。そういう省エネなからだの人というのは、例えば懇親会や忘年会でちょっとたくさん食べたりすると太りやすくなっているのです。だから、そういうことにも気をつけないといけません。

それではどれくらい運動したらいいかというと、例えば120キロカロリー消費するには、ジョギングだと20分から25分、散歩だと1時間から2時間くらいです。もっとカロリーを減らすには、加えてエアロビクスとか急ぎ足歩行を30〜40分しないといけなくなるわけです。とにかくいろんな運動をすればいいのです。散歩でも何でも、少なくとも毎日時間を取って運動することが大事です。

昔、こんなことがありました。太っている人というのは、どうも自己管理能力に欠けるらしい（今、そんなことを言ったら大変です）。あるところでは、体脂肪に比例した税金をかけたらどうか、とも言われました。大変ですよね、太っている人は。もう1つは、ジャンクフードが悪いからジャンクフードにもっと課税したらどうか。そうそう、という声も聞こえてきそうですね。もっといいのは何かというと、太る、太らないというのは、小学校のときからの教育でうまく防ぐことができるのではないか。だから学校で、減量プログラムを必修にしたらどうか、という話もあったのです。ところが、太る、太らないというのは、自分の力では左右できないこともあることが分かり、これはもう自己責任ではないということで、こういう声も少なくなりました。

しかし昔は、太るのは自己責任だから、太らない人にむしろ特典を与えたらどうかとか、太った人の医療費を自己負担にしろとか、むちゃくちゃな議論があったのです。今でも、アメリカでは喫煙者と非喫煙者では保険料が違うのです。しかし、肥満や生活習慣病は自分の力ではどうしようもないこともあるので、いろんな法律とかを考え直さないといけないということになってきました。

†エネルギーバランスの乱れ

そこで、もっと基本的なことを考えてみましょう。皆さん、昨日と明日のことを考えてみてください。太る、太らないは何で決まるかというと、どれだけ食べて、どれだけ使うかのバランスで決まってくるわけです。摂取エネルギーと使用エネルギーです。摂取エネルギーとは何かというと食事です。実は、お酒もそうなのです。お酒は結構エネルギーが高いのです。使う方はというと、それは運動です。でも運動だけではなく先ほど勉強したように、基礎代謝量や熱発生もある。このエネルギーバランスで私たちのからだが一定の体重になっています。食べる分がちょっと多くなると、これはもう肥満の方向にいってしまうわけです。逆に食べる方が少なくて使う方が多いと、これはやせていく。これが長期的に続くとダイエットになります。本当にこれが基本なのです。この2つをどう、うまくバランスをとるかによって、太ったりやせたりするわけです。

それでは食べ物のことを考えてみましょう。食物1グラムを食べると、どれくらいのエネルギーが摂取できるかというと、炭水化物とタンパク質は大体4キロカロリーです。ところが脂肪は9キロカロリーで、2倍以上カロリーが高いのです。アルコールは7キロカロリーもあります。だから読者の皆さん、夜ご飯の代わりにお酒を飲んでいる人がいると思うのですが、普通通りご飯を食べて、それに加えてお酒を飲むと、余分なカロリーが入ってきて、それだけ太ってしまうことになります。

ダイエットについては、面白いストーリーがいっぱいあります。ダイエットしたいという方は、一般に女性が多いのですが、ダイエットすると何が起こるかというと、体重は減るのはいいけど筋肉も落ちることは勉強しました。それでは、どこの筋肉が落ちるかというと、一番落ちては困るところが落ちるのです。皮下脂肪も問題で、女性がダイエットすると特にバスト周りが落ちるということがよく言われています。特に食事制限だけで体重を落とした場合は、おっぱいの周りが落ちてきます。本当に落としたいのはおなかの周りとお尻の周りだけれども、そうではないのです。バストが小さくなったので、これはいけないということで慌てて食事を増やすと、バストが増えなくて増えるのはおなかとかお尻周りなんですね。だから下手にダイエットすると体型も変わってくることが分かってきました。これは困ります。だから食べ物を上手に摂取して上手にエネルギーを消費しないといけないことになるのです。

†脂肪を燃やす

さあ、ここからは高齢者の体型を少し考えてみましょう。一般的に肥満と言っても、リンゴ型といっておなかの周りが太ってくる場合と、西洋ナシ型といって、お尻が太く大きい人がいます（図2-6）。普通は前者のケースが多く、年を取るとおなかが出てくる、太鼓腹になります。男性と女性を比べると、男性のほうが太鼓腹になりやすく、女性のほうが西洋ナシ型になる。問題は危険なのはどちらかというと、リンゴ型、腹部肥満のほう

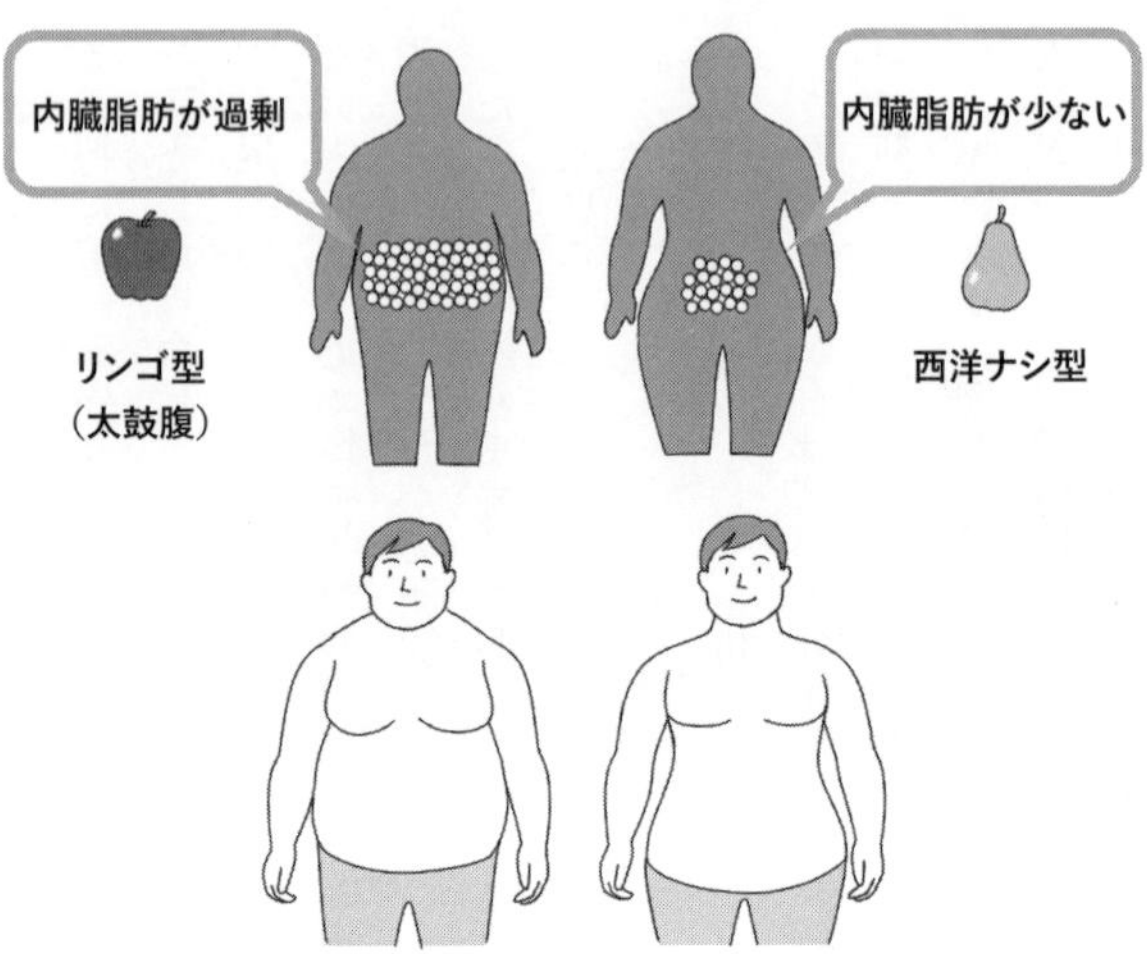

図2-6　リンゴ型と西洋ナシ型

が危険なのです。太鼓腹のどこに脂肪が蓄積しているかというと、内臓なのです。

皮下脂肪と内臓脂肪はご存じですね。皮下脂肪というのは、おなかをつまむと分かる、皮膚のちょっと下にあるところです。皮下脂肪の下に筋肉があります。ところが内臓脂肪は、CTを撮らないと分からないのです。健康リスクに一番問題があるのは内臓脂肪なので、内臓脂肪を減らさないといけないのです。どうやって減らしたらいいかというと、それは有酸素運動と筋トレなのです。

「脂肪を燃やす」という言葉を聞いたことはありませんか。脂肪を燃やすとはどういうことでしょうか。火を付けるわけではありません。まず私たちにとってエネルギーが必要になったら、筋肉にたまっているクレアチンリン酸という物質が使われます。そうするとATPというエネルギー物質がさっと作られます。しかしこの物質は、すぐになくなってしまいますので、その次にグリコーゲンという筋肉や肝臓に貯蔵されている物質が使われます。グリコーゲンは分解されてグルコースになり、それが分解される途中にエネルギー物質ATPが作られます。それも使い切ってしまうと、最後に脂肪が使われるのです。つまりからだに蓄えられている脂肪というのは、エネルギーを作るために、最後に使われる材料です。この脂肪を使ってエネルギーを得ることを、「脂肪を燃やす」と呼んでいます。これで分かるように、脂肪というのは一番使いにくいエネルギー源なのです。

それでは、どうなって脂肪が燃えるのでしょうか。私たちのからだのエネルギーが足りなくなると、脳から脂肪を分解しなさいという指令が出ます。そうすると脂肪の代謝に関係するリパーゼという酵素が働いて、脂肪がグリセロールと脂肪酸に分解されます。脂肪酸の方は、筋肉に運ばれてミトコンドリアの中に入っていってアセチルCoAという物質になり、酸素と結びついてエネルギーに変わります。酸素と結びつくことを酸化といいます。酸化とは燃えることですね。だから、このことを「脂肪を燃やす」と呼ぶのです。もう1つのグリセロールは、先ほど説明したように解糖系に入っていって、グルコースと同じコースをたどってからだの中で分解され、エネルギーを生じます。

†内臓脂肪を減らす

内臓脂肪をどうやって減らせばいいのでしょう。おなかの周り（ウエスト）を1センチ減らすためには、体重を1キロ減らさないといけないと言われています。だんだん年を取ると、おなかが出てきて、メタボリックシンドロームと呼ばれる肥満、高血圧、糖尿などという病気になりやすくなりますね。それは、たくさん食べすぎたり運動が不足したりして生じることなのですが、そういう好ましくない生活習慣によって起こる病気をメタボリックシンドロームと言います。こういうふうにならないためにも、ウエストをだんだん減らしていくということが必要になってきます。20歳くらいからできることというのは、毎日行う運動です。大体30分くらいの速歩を続けていけば、何十年たっても多分、健康でいられます。

こんな悠長なことばかりはやっていられないので、もう少し強い運動、すなわち有酸素運動をするとどうなるかという話をしたいと思います。これは、ちょっとしたジョギングとか、一生懸命歩く早歩きなどなのですが、有酸素運動を行うと内臓脂肪が減ることが分かってきました。皮下脂肪よりも内臓脂肪のほうが減ってくるのです。良かった、と早とちりしてはいけません。運動してすぐ使われるのは血液中の脂肪です。それは分かりますね。運動をずっと20分くらい続けていくと内臓脂肪が使われ始めます。だから内臓脂肪を減らすためには毎日20分以上、早足でウォーキングすることが必要なのです。10分でやめては駄目で、続けないといけない。だから、こういうふうに内臓脂肪を減らしていくのが上手なダイエット法になります。

復習しますね。脂肪はまず分解しないといけない。分解して、それをバラバラにするのを酸化といって、酸化することを「脂肪を燃やす」と言います。最初に働くのはリパーゼという酵素です。できた脂肪酸はからだの中のミトコンドリアで酸化されて、エネルギーになります。一方のグリセロールは、解糖系、クエン酸回路で酸化されてこれもエネルギーになる。

ところが、面白いことがあるのです。皆さんカルニチンという名前を聞いたことがありませんか。脂肪を燃やすにはカルニチンが必要です、とよく言われます。実は脂肪酸を筋肉のミトコンドリアに輸送するときにカルニチンという物質が必要になるのです。だからカルニチンは、脂肪を燃やすサプリメントとして売られています。カルニチンは、ヤギ肉とかラム肉に入っているので食べたらいいですよと書いてありますが、別にこれだけに入っているわけではありません。実はどんな肉にも入っていて、牛乳やヨーグルトにも入っていますから、そんなに心配しないで普通にものを食べていれば大丈夫です。皆さんはこの他に、αリポ酸とかコエンザイムQ10などのサプリメントを見たことはありませんか。これらは全て脂肪を燃焼させるときに必要なものなのです。

†脂肪は落ちにくい

脂肪が落ちにくいことは経験上分かると思います。どうすればうまく落とすことができるかというと、まずは少しずつ摂食制限しながら運動することです。どうにもならなくなったら薬物療法とか脂肪を吸引する外科療法などもありますが、これらはよほどひどく肥満になった場合だけです。大切なのは食事制限と運動です。特に、皆さんあまり気がつかないことですが、栄養のバランスをうまくとることや、ときどき休養するということも大事です。

反面、駄目なダイエットもあります。その典型的なものが、単品ダイエットです。つまり同じものばかりを食べて、これを食べればダイエットができるなど、よくニュースで言っていますが、その中で正しいものは1つもありません。食べるだけで安全に減量できるものはありません。特に単品を毎日食べ続けると満腹感を感じやすくなって、結果的にカロリー摂取の量が小さくなってきます。一見、うまくダイエットできているように感じます。しかし生きていくのに必要な栄養素がバランスよく摂れないので栄養学的には勧められません。

また、運動しろと言っても、やはり急激な運動は良くありません。急激に運動すると体重が減ったように見えますが、これは水分が減るだけです。だから強い運動を1時間行うと、1キロくらい減るのですが、喜んではいけません。水だけが減っているのです。

†炭水化物抜きダイエットの危険性

もう1つ、最近、炭水化物抜きダイエットというのがはやっています。ご飯を食べる量を極端に減らすダイエットですが、これは全く駄目なやり方で危険を伴います。なぜかというと、炭水化物を摂取しないと直接使うエネルギー源が足りないことと、炭水化物をやめて肉ばかり食べると、摂取したタンパク質が最初にエネルギー源として使われ、からだ

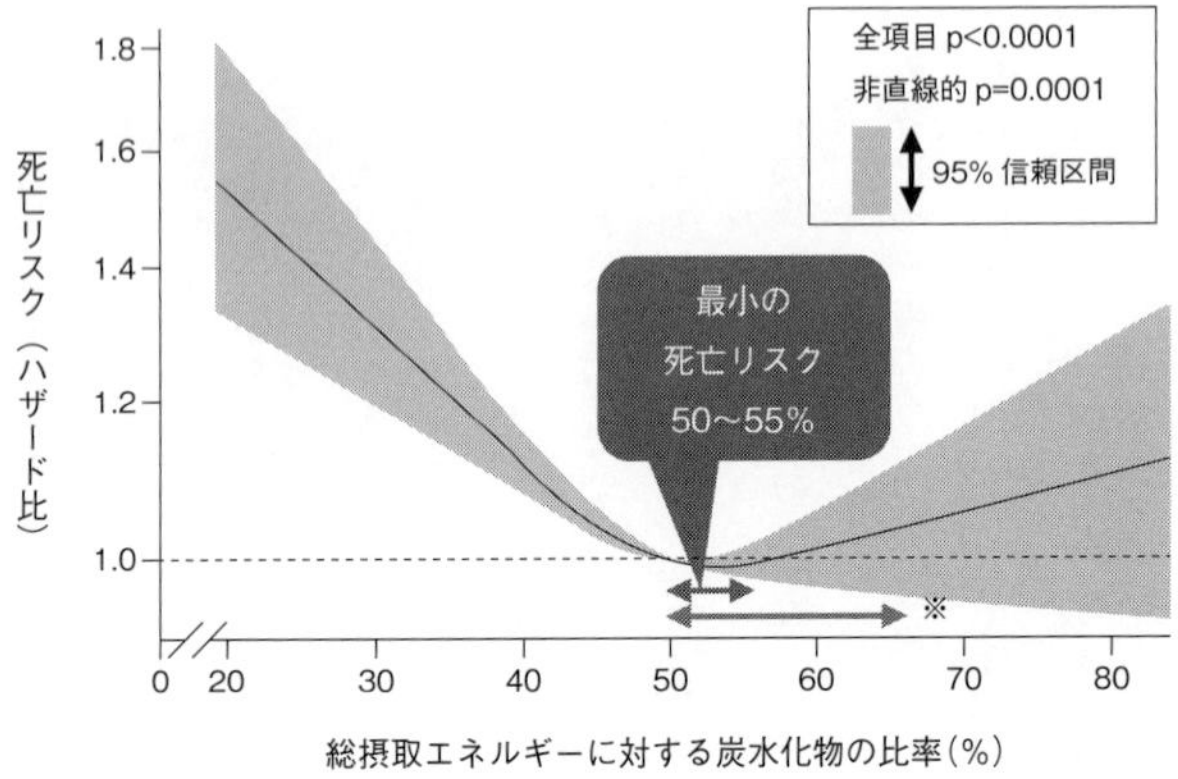

※）食事摂取基準2020年版（厚生労働省）により勧められる炭水化物摂取量（%）：50〜65%

図2-7　炭水化物摂取率と総死亡リスクの関係。Sara B Seidelmann et al. *Lancet* 2018.

のタンパク質合成に使われないことになります。だから一番いいのは、カロリー摂取量の半分くらいは炭水化物を摂ることです。データをつけておきましょう（**図2-7**）。

これを見ると明らかなように、摂取するエネルギー源のうち炭水化物を減らすと、死亡リスクが上がっているのが分かります。しかしなぜ、皆が炭水化物抜きダイエットにはまるのかも分かっています。それは、短期的に体重が減るからです。でも皆さんは、体重が減るというのは良いことばかりではない、ということがこれまでの話でお分かりいただいたと思います。

逆に良いダイエットは何かというと、水分ではなく体脂肪を減らすものです。水だけ飲んで筋肉量を減らしてはいけません。当然、必要な栄養素が不足しても駄目ですよね。それにはどうしたらいいかというと、1つは、脂肪分の摂取を少なくすることです。皆さんが好きなエビフライのカロリーの9割以上は衣と油です。エビのカロリーは10パーセント以下です。また皆さんが大好きなマヨネーズ。あのマヨネーズは半分以上、油です。気をつけてください。脂肪分の摂取を少なくすることが第一です。もう1つは野菜・果物が不可欠という点です。これらはたくさん食べるようにしてください。もっと大切なのは多くの種類の食物を摂ることです。同じものばかりはいけません。

ここからは、少し計算しましょう。人間、計算する癖をつけておかないと、頭が働かなくなってしまいます。

皆さんは何も食べないと、どれくらい人間は生きられるか知っていますか。答えはこのあとに書いてあるのですが、ちょっと計算してみましょう。例えば体重60キログラムのAさんの体脂肪率を20パーセントとします。そうすると体脂肪の量は、60キロ掛ける体脂肪率20パーセントですから、12キロになります。これがどれくらいのエネルギーかというと、脂肪1グラムのエネルギーは約9キロカロリーなので、脂肪1キロだと9000キロカロリーです。脂肪が12キロありますから9000掛ける12です。しかし脂肪組織1キロの中には水分もちょっと入っているのです。だから脂肪組織1キロの中の本当の脂肪の量というのは8割くらいなので、先ほどの計算式に0・8を掛け算すると、8万6400キロカロリーが脂肪のカロリー数になります。すなわち、Aさんの脂肪の持っているカロリー数は8万6400キロカロリーです。ところが基礎代謝、何もしないで人間がじっとしていると、1日1200キロカロリーを使います。だから1200で割り算すると、72となります。人間、水だけ飲んで何もしないで何も食べないでいると72日間生きられる計算になります。思っている以上に人間は生きられるのですね。だから、これから飢餓になって食べ物がなくなっても、1カ月くらいは、なんとか水だけで生きられます、計算上は。

†ダイエットの本質

さあ、まとめましょう。ダイエットをうまく行う本質は何かというと、一番大事なのは、甘いものを食べないでおいてください。これだけでいいのです。できたら毎日プールで2、3往復ほど泳ぐ、これくらいの運動をすると非常にいいことも分かっています。そして、野菜と果物を食べ、脂肪を減らし、多種類の食物を摂取する。

図2-8　ダイエットのまとめ

ダイエット	脂肪	筋肉
水だけ（極端な食制限）	↓	↓↓
小食	↓	↓
小食＋運動	↓	―
通常食＋運動 →バランスの良い食事（炭水化物も摂取）	↓	―

でもこれを続けると、何が起こるかというと、すぐ飽きてしまうのです。人間は同じことを続けると飽きてしまいます。なので、なるべく違うものを食べる。これが秘訣です。これを守っていくことが大事です。つまり結局は、先ほども言いましたが、強い意志が必要なのですね。同じものをずっと食べ続けていると短期的に体重は減るのですが、やはりリバウンドすることが報告されています。栄養がなぜ大事かというと（栄養士の人が付いていないとダイエットがうまくいかない理由は）、目先を変えて同じカロリー数のものをずっと毎日食べていくということが、なかなか難しいからです。しかしこれを守らないとダイエットがうまくいかないのです。

最後にまとめを書いておきます（図2-8）。ダイエットの仕方はいろいろあります。水だけダイエット、とにかく水しか飲まないもの。もう1つは小食、ほんのちょっとずつ食べるもの。3番目は、ほんのちょっと食べて運動するもの。そして4番目は、普通に食べて運動するものです。皆さんにどれがいいですかと聞くと、誰でも普通に食べて運動してダイエットができれば一番いいと答えます。

これらのうち、筋肉が一番落ちるのはどれかというと、水だけダイエットです。小食も、筋肉がちょっと落ちてしまいます。運動すると筋肉は落ちません。だから必ずダイエットのときには運動しなければいけないということを、ぜひ覚えておいていただきたいと思います。上手にやれば、通常食で運動するだけでダイエットができ、脂肪が落ちていくことも分かっています。

先ほどから通常食と言っていますが、これはバランスの良い食事のことです。炭水化物も摂取して構いません。

本章では栄養の勉強と、それを使った上手なダイエットについてご紹介しました。皆さん、体重を増やしていくとからだが非常に動きにくくなります。だから、なるべく若いうちから急激に太らないような生活をする、特に中年の時の肥満は、寿命にも影響することが分かっています。これらの点が大事だということをぜひ覚えておいていただきたいと思います。

第3章

筋肉と体力

――健康長寿のために大切な筋力

前章では少し複雑な話をしたので、この章では肩の凝《こ》らない話をしましょう。話題は、筋肉と体力です。ここ数年、新型コロナウイルス感染症が私たちの健康に大きな問題を引き起こしたことは皆さんご存じだと思います。でも思わぬところで生じた良い影響もあるのです。それは皆さんのからだに関係しています。

†ウェアラブル・デバイスの時代

時計みたいに腕や足につけることによって健康状況がチェックできる機器が売られています。これを使うとコロナ後遺症が検出できたという論文も発表されました。コロナの後遺症が思ったより長く続く人もいることが分かってきました。何となくだるいとか具合が悪い、そういうことを心拍数や体の動き、日中起きているときの行動、体温の変化、歩数・歩行速度などのチェックをすることによって、自分の健康をグラフで表し、知ることができます。AIによって、普通の状態なのか、ちょっと具合が悪いのか、などが分かるというのです。例えばコロナ後遺症があると、少なくとも呼吸数などが変わってくるのです。そういうことがウェアラブル・デバイスによって簡単にチェックできる良い時代が到来しています。機器の発達によって、自分自身で自分の健康をチェックする時代になって

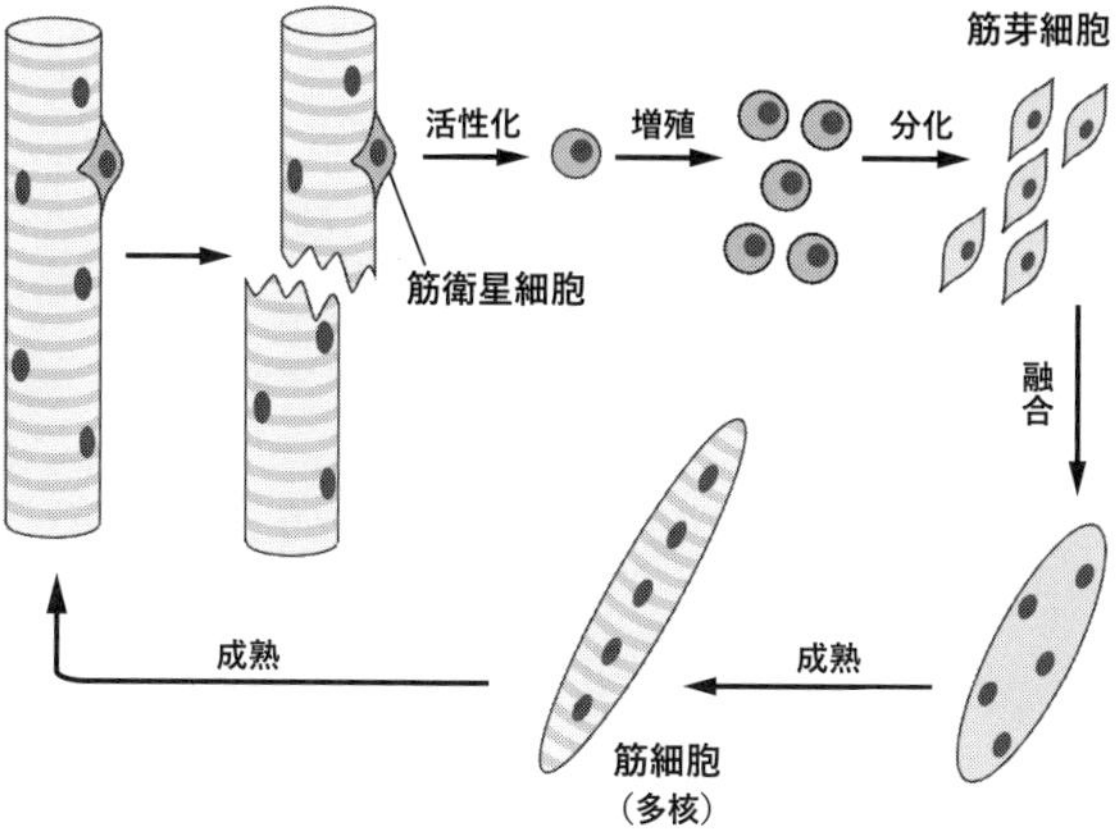

図 3-1　骨格筋とその再生

いきます。しかも、遠隔医療も可能になるのがウェアラブル・デバイスの良いところです。

そこで、健康にとって人間の筋肉がいかに大事かという話をこの章ではメインにしたいと思います。すなわち体力というのは、結構、筋肉に依存します。そのために筋肉のことをちょっと知っていると非常に便利ですから、これから筋肉のつくりについて勉強したいと思います。

†筋肉とは

私たちの筋肉、特にからだを動かす筋肉を骨格筋と言いますが、これは筋線維が集まってできています。この筋線維というのは、1つの細胞にいくつも核がある多核細胞です

（図3－1）。また筋線維の横にポツンと1つの細胞核のようなものがあります。これを筋衛星細胞と言って、筋細胞が壊れると、この眠っていた1つの細胞が分裂し始め、筋細胞になります。

そこで皆さんにちょっと聞きたいのですが、例えば懸垂をするとき、腕を素早く曲げるときか、腕をゆっくり曲げるときか、力が要るのはどちらですか、と聞くと、これは簡単ですね。力が必要なのは、腕を素早く曲げるときです。懸垂というのは人体をぐっと上へ持っていくことですから、どちらも力は同じはずなのに、腕を素早く曲げる方が力が必要なのはなぜか、考えたことはありますか。その答えは、腕にかかる体重は同じなのに、筋肉の使い方が違うからです。すなわち腕を素早く曲げるというのは、からだの使い方が合理的ではないことになる。つまり力に頼るイコール合理的ではない力の使い方、ということになるのです。

そこで力とは何でしょうか。パワーです。パワーは何で決まるかというと、筋肉量で決まるのです。筋肉の横断面積掛ける筋肉の長さ、簡単にいうと筋肉の全体量です。そうすると、パワーは筋肉の質量に比例することになりますから、ああ、そうか、力というのは筋肉がないと出ないんだなということが分かります。

†どこの筋肉？

そこでもう1つ皆さんにお聞きしたいのは、からだの上の方、すなわち上肢か、胴体か、それともからだの脚の部分、すなわち下肢か、筋肉が最も多いのはどこか分かりますか。もちろん、でっぷり太っている人のおなかに付いているのは筋肉ではありません。脂肪です。筋肉量が多いのは、腕よりも脚ですよね。つまり下肢のほうに筋肉が多いことが分かります。ということは、パワーは下肢で決まるということです。よく言われるのですが、物を投げるときには足腰が大事だ、足腰を鍛《きた》えなさいというのはそういうことなのです。投げるのは手なのですが、下肢で力が入ることになります。

また運動関係の人に聞いても、なかなか正解が出てこないものがあるのです。例えばインパクトです。物を打つとき、バットでもいいしゴルフクラブでもいいです。インパクトの瞬間、すなわちボールを打つときです。手で打つバレーボールのスパイクでもテニスのスマッシュでも、そういうインパクトの瞬間に大事なのは打つまでか、打った後のフォローか、どちらが大切だと思いますか？　普通の大学生に聞くと、半々の答えが出ます。でもその片方が大事で、片方は大事ではないのです。

当然、大切なのはインパクトに至るまでの加速動作です。つまり、ボールにどれくらいの力が入るかという点です。そこに行くまでの私たちのからだの使い方が大事で、その後、打った後のフォロースルーというのは、単に動作の結果です。だからフォロースルーはどうでもいいのです。打つまでが大事です。

だから物を投げるとき、普通に物を投げてもスピードが出る人と出ない人がいるのは何が違うかというと、投げる前までです。物を投げるときには、手前まで伝わった力の大体5分の1しかボールに伝わらないのです。5分の4はどこへいったかというと、手を動かす力になります。つまりボールを投げる力のほとんどが手を動かすところに使われています。とすると、速いボールを投げるためにはどうしたらいいか。例えばボールの重さが150グラムだとすると、手の重さというのは大体500グラム以上あります。そうすると、ボールをなるべく速く投げるためには、ボールに力を入れないといけないから、スナップをかけて投げると、指先のほうがぎゅっと動きますよね。指先が動くスピードというのは手を動かすスピードよりも速くなります。だからスナップをかけて投げると、指先のほうが手より速くなりますから、スピードが出ることになります。

そこで、投げる力を出す筋肉はどういう動きをするでしょうか。ここは非常に大事なと

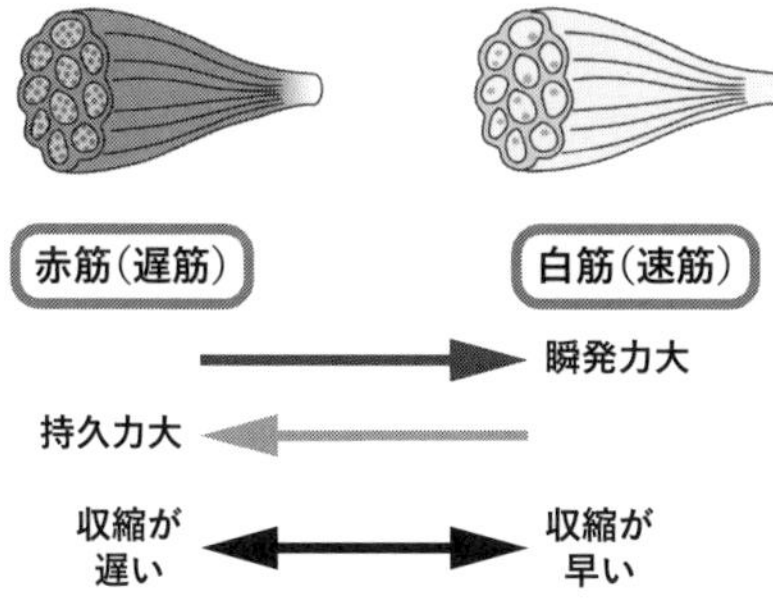

図 3-2　赤筋と白筋

ころなので、ちょっと勉強していただきます。私たちの筋肉には2種類の筋肉があります。1つは赤筋、別名、遅筋といって、収縮スピードが非常に遅い筋肉です。もう1つは白筋または速筋、速く収縮する筋肉です。白筋と赤筋の中間型もありますが、今回はこれの説明を省きます。実は瞬発力が出るのは白筋のほうです。逆に、持久力に関係する筋肉が赤筋と覚えてください。

この2つは見た目も違います。どう違うかというと、簡単に**図3-2**にまとめておきます。筋線維の太さは白筋の方が太いです。赤筋がなぜ赤いかというと、ミオグロビンという鉄を含むタンパク質のためです。エネルギーを出すミトコンドリアという細胞小器官が多いのも赤筋です。瞬発力の白筋は、反面、グリコーゲンの蓄積量が非常に多いことも分かっています。だから素早い動きの時や、重量挙げみたいにうーんと力が必要なときには白筋が働きます。一方、マラソンみたいに持久力が必要なときは赤筋が大事になってきます。顕微鏡で見ますと、白筋と赤筋ははっきり違います。あまり細かいことは覚えなくていいのですが、白筋をタイプ2線維といって、Z線がちょっと細く、ミトコンドリアが小さい。赤筋はタイプ1線維というのですが、これは白筋に比べてミトコンドリアが大きくZ線も少し太いことが分かっています。

†運動と筋線維

ところが、人間は加齢に伴って白筋の比率が増えていくのです。白筋が増えるということは、持久力がなくなってくることにつながります。だから高齢になると大事なのは何かというと、持久力を鍛えることが必要なのです。だから赤筋を増やさないといけない。赤筋を増やすにはどうしたらいいかというと、皆さんだったら筋トレなどやダッシュがいいのか、ジョギングや速歩などの持続的運動の方がいいのか、どちらだと思いますか。これは分かりますね。持続的な運動の方がいいのです。だから高齢者はジョギングとか速歩をしなさいと指導されているのです。筋トレやダッシュや重量挙げは、あまり無理しない方がいいですよ、そんなのはちょっと加減してね、と言われるわけです。

よく運動に関していろいろな質問を受けます。運動Q＆Aでよくあるのは、「いくら運動しても体重が減らないんです」とか、「いくらトレーニングしても筋肉がなかなかつきません」、この2つが一番多い質問です。運動しても体重が減らない理由は、いくつかあるのですが、実は消費エネルギーよりも摂取エネルギーのほうが多いという理由がほとんどです。要するにそういう人は食べ過ぎているのです。だから運動して体重を減らすためには、食べる分も少し減らすことが大事です。

それではトレーニングして筋肉が付かないのはどういう理由だと思いますか。これにもいろんな理由があるのですが、1つは炭水化物、主食が少ない可能性があるのです。つまりトレーニングをするとき、あまりご飯を食べずに肉ばかり食べている人が、結構、多いのです。筋肉を付けるためにタンパク質は摂らなければいけないのですが、タンパク質ばかり摂取していると逆になかなか筋肉が付かないということが起こります。だからエネルギーの半分くらいは主食で摂らないといけないことは、ぜひ知っていていただきたいと思います。筋肉を付けるためには、タンパク質摂取も必要なのですが、ご飯も食べなければいけないのです。

先ほど申しましたように、筋細胞の表面には、筋衛星細胞（サテライト細胞）がぺたっと張り付いています。何らかの理由で筋細胞が壊れると、このサテライト細胞が分裂し始め、また元のような筋細胞になります（図3－1参照）。筋肉の細胞は、最初、筋芽細胞の段階では1つの細胞に1つの核があるのですが、少したつと融合して多核の細胞になります。この多核というのが筋細胞の大きな特徴です。

†日本人の体力と栄養

このようにして、筋肉が大事なことが分かってきたと思います。歴史的に見ると、明治時代に比べて最近の子どもの身長は高くなりました。その理由は何か分かりますか。なぜ、ここ100年で身長が伸びたかというと、畳に座る生活から椅子に座る生活に変わったせいだと考える人が結構いるのです。それが1つの可能性。2番目は、昔は魚主体の食事だったけど、最近は肉主体の食事になってきたせいだ、という考え方です。いや、そうじゃない、最近は糖分の摂取量が増えたせいだ、という意見もあります。さあ、どれが正しいと思いますか。

最近の子どもの身長が伸びた理由は、実は肉の摂取量が多くなったというのが正解です。要するに、昔に比べてみんな肉をたくさん食べるようになり、結果的に脂肪もたくさん摂取し総摂取エネルギー量が多くなったためです。

　肉と魚の摂取比率が、どう変わってきたかというと、平成の時代でも随分、変化しているのです。平成の最初は、魚介類の摂取量の方が多かったのです。ところが平成20年（2008）頃から逆転し始めて、平成30年（2018）くらいになりますと、肉類の摂取量のほうがずっと多くなってきました。これが良いことかどうかは分かりません。とにかく最近は、みんなが肉を食べるようになってきたのです。

　反面、砂糖の消費量は減ってきています。皆さんは、あれっと思うかもしれませんが、国民全体で砂糖が一番たくさん摂取されたのは1970年代なのです。1970年代からずっと摂取量は減ってきていて、現在は半分とはいわないが、3分の2近くになっているのです。そういう意味では、砂糖はあまり摂らないようになってきた。だから総カロリーは、砂糖以外からたくさん摂取していることになります。

　そこでよく聞かれるのですが、例えば子どもの身長を高くしたいと、親が言いますよね。身長が高いほうがかっこいいと思う人が多いのです。大体、8歳の男の子の身長というのは、1日のタンパクの摂取量に比例するというデータが出ています。男の子だけではなく女の子も同様なのです。つまり8歳までにタンパク質をたくさん摂取していれば、身長が伸びるということです。子どものときの栄養が非常に大切だということが分かります。

また、もっと大切なことがあるのです。高齢者の方は、特に女性は筋肉を付けるようにしてください。たくさんタンパク質を摂取してもいいし、運動してもいい。ところが男性ももちろんそうなんですが、男性は特に脂肪を減らすことに注意してください。男性の方が脂肪分をたくさん摂っている。から揚げをたくさん食べているのではないですか。鶏のから揚げのカロリーの9割は衣ですからね。

必須アミノ酸

そこで筋肉を付けるにはどうしたらいいかということを紹介したいと思います。それはアミノ酸摂取の問題なのです。私たちのからだは20種類のアミノ酸でできています。20種類のうち、約9種類は食べ物から摂取しなければいけない必須アミノ酸（不可欠アミノ酸）です（図3-3）。ところが残りの11種類のアミノ酸はからだの中で作ることができるのです。だからわざわざ摂取する必要はありません。問題は、食べ物の中に必須アミノ酸がどれくらいの割合で含まれるかを知って、満遍なく必須アミノ酸を摂るにはどういう食べ物を食べなければいけないかを考える、ということです。

ところがある1種類の食物だけを食べていると、この必須アミノ酸9種類のどれかが摂取できなくなります。同じ穀物ばかり食べている人はいませんか。例えばラーメンが好きな人は、朝昼晩、食べていたりしますね。また毎食、パンを食べる人がいるでしょう。穀類にはリシンというアミノ酸の含有量が少ないのです。イソロイシン、スレオニン、ヒスチジンも多くありません。豆類（またはトウモロコシ）を主食にしている人も世の中にいるのですが、こういう人は、メチオニンというアミノ酸が少し足りなくなります。つまり、米、麦、トウモロコシなどを満遍なく食べていれば心配はないのです。特に主食が問題で、ある1つのものだけを摂取すると偏った栄養になることが分かっています。

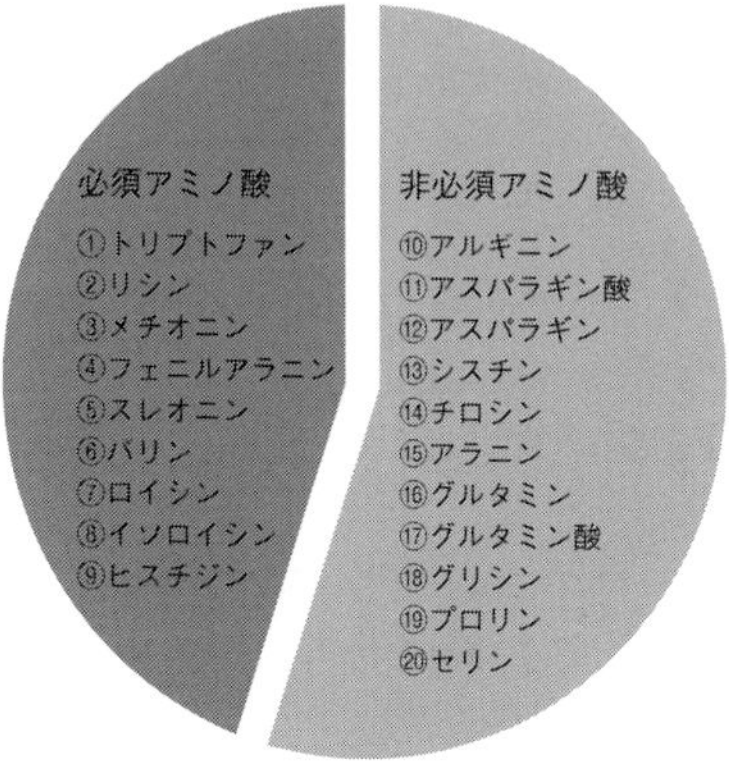

図3-3　ヒトのからだを構成するアミノ酸の種類

有名な「アミノ酸の桶《おけ》の理論」はご存じですか？（**図3-4**）

必須アミノ酸をきちんと含むものは何かというと、その典型的なものは母乳です。なぜかと

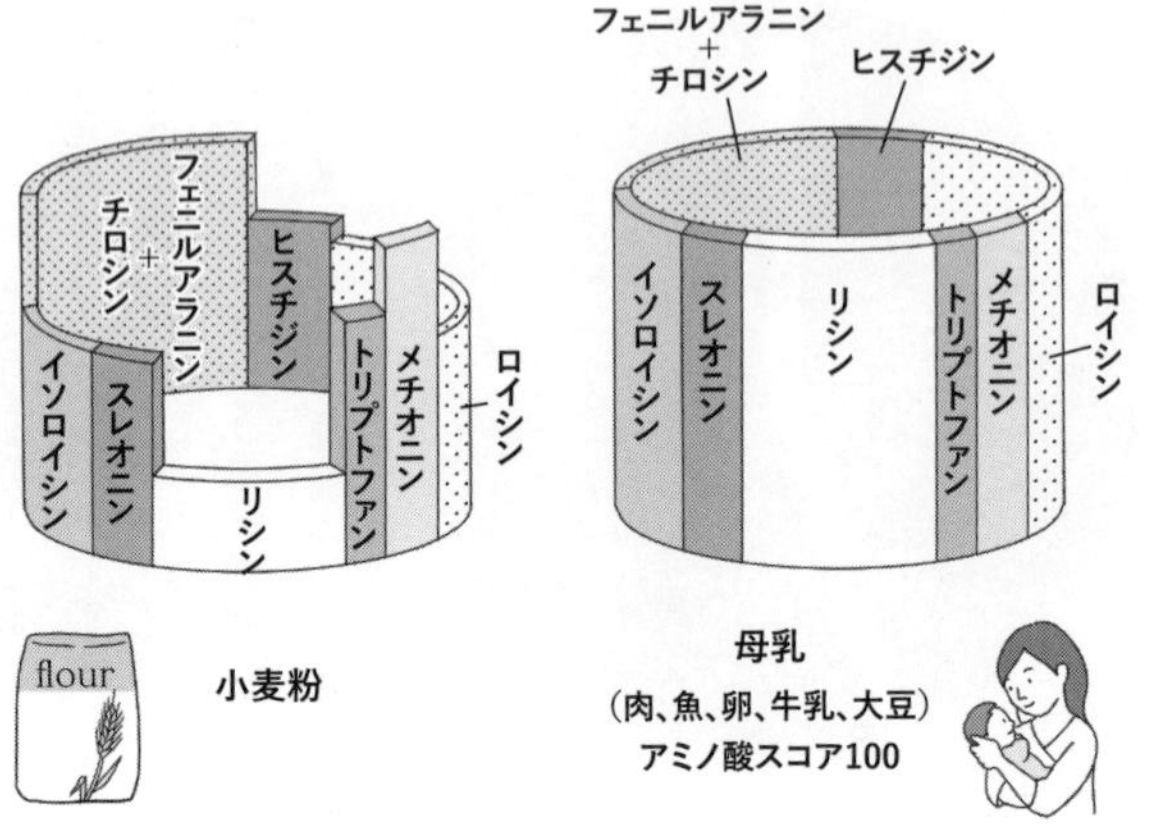

図3-4　アミノ酸の桶の理論

いうと、母乳を飲むことで赤ちゃんのからだが全部つくられるわけですから、母乳が一番良いことは分かりますね。母乳みたいに必須アミノ酸がちゃんとそろっているものを、アミノ酸スコアが100、と呼びます。食べ物ではどういうものがあるかというと、肉や魚の他に、卵、牛乳、大豆などです。

　ところが主食を考えてみてください。小麦だけを摂る人、例えば、うどんだけとか、パンだけとかいう人です。小麦だけだとリシンが少ないために、「アミノ酸の桶の理論」（**図3-4**）といって、このリシンのところから水があふれてきます。この桶に水を入れようとしても、リシンの摂取量が少ないために、からだの中に貯まる分が少なくなります。いくら他のアミノ酸を摂っても、リシンがないとからだに蓄積する量が少ないのです。だからいろいろなものを食べなさい、お米と小麦とトウモロコシを満遍なく食べなさいと言われるのです。

それでは、肉だったら何でもいいかというと、鶏肉、豚肉、牛肉も中身が違います。焼いたときの硬さも違います。豚肉を焼くと一番硬くなります。鶏肉はまだやわらかい。牛肉は中間です。同じ肉であればタンパク質の量が同じくらい入っているように思うのですが、脂肪分がはっきり違います。鶏、豚、牛の100グラム当たりのタンパク質の量はそれぞれ、24・4、22・1、20・7（グラム）とほぼ同じですが、脂肪は1・9、3・6、10・7（グラム）とかなり違っていて、鶏肉にはほとんど脂肪が入っておらず、牛肉にはかなりの量の脂肪が入っています。また、サシが入るというのは脂肪が入っていることになりますね。魚のトロも脂肪です。おいしいものには脂肪分が多いのです。

肉では脂肪の質も違います。豚肉や牛肉は、かなり高温でないと脂肪が溶けないのですが、鶏肉は低温で脂肪が溶けます。だから口の中でも溶けやすいので、冷めても食べれば口の中で溶け、から揚げをおいしく食べられるのです。豚肉と牛肉は口の中では脂が溶けません。お弁当の中に、牛肉とか豚肉のから揚げよりも鶏肉のから揚げを入れる理由は、冷たくてもおいしいからです。牛肉、豚肉では冷たくなると硬くなるだけではなく脂が固まっているために、食感も良くありません。

†体力には2種類ある

ここから体力の話をしましょう。体力がなぜ大事かというと、皆さんの寿命にも関わってくるからです。体力測定は皆さん、小学校、中学校からずっとやりましたね。体力測定で例えば握力を測定すれば、それが体力かというとそうではありません。握力は、20歳のときも70歳のときも、そんなに変わりません。そうかと思うと、目をつむって片足で立ってごらんなさいというと（これを閉眼片足立ちと言います）、20歳のときに100できるとすると、70歳になったら20くらいの時間しかできなくなります。体力の衰えは、この閉眼片足立ちを行うとよく分かります。腕立て伏せと同じくらい、年齢とともにできなくなるのです。中、高、大学では握力、上体起こし（腹筋）、長座体前屈、反復横跳び、持久走（男1500メートル、女1000メートル）か20メートル往復持久走、50メートル走などを行い、その平均の値を体力と呼んでいます。

しかしこの体力というのは、からだを動かす体力ですね。それだけが体力ではありません。もう1つの体力もあって、からだを守る体力、すなわち、免疫力、病気にかからない体力もあります。ところが病気にかからない能力というのは、測定するのが難しいのです。この両方を併せて、長生きできるかどうかが決まります。だから長寿に必要なのは、運動能力だけではないのです。

先ほどからお話ししているように、筋肉はだんだん、老化とともに減少していきます。何もしなくても（というか、何もしないと）減っていきます。だから、筋肉が減ることをサルコペニア（加齢に伴う筋肉量の減少）と呼ぶのです。専門用語があるのは、誰にでも見られる現象だからです。筋肉が減ると筋力も低下します。だから皆さんによく言うのですが、20歳のときに簡単に鉄棒にぶら下がって懸垂ができたのに、50歳になると懸垂がなかなかできなくなり、70歳になると鉄棒にぶら下がること自体もつらくなるのです。そんなはずはない、と思っている読者の皆さん。ぜひ散歩のときに公園に行って鉄棒にぶら下がってみてください。多分、これが体力の衰えを知る一番良い方法です。こんなに変わるのかと知ると、やはり介護が必要になることも、すぐに誰にでも起こり得ることだ、と自覚できます。

若い皆さん、外へ出て老人が歩いているのを見てください。顔が前に突き出て、背中が曲がっていて、膝も曲がるという、おじさん歩きの人が非常に多いことが分かります。加齢に伴って姿勢が悪くなります。なぜかというと、筋肉がなくなってくるからです。つまり姿勢を保つ筋肉がなくなってくるから、自然とそういう姿勢になってくるのです。特に姿勢が悪い人は、やはり弱々しいからだをしていることが分かります。

そこで筋肉を保つためにどうしたらいいかというと、運動をしなければいけないのです。加齢に伴って何が変わるか調べたデータがありますが、やはりバランスをとる能力や、敏《びん》捷性《しょうせい》もなくなってきます。もちろん視力とか聴力も（そして学習能力も）悪くなってくるのですが、この本ではそういう話は別にして、体力の話に限ります。

そこで、体力を鍛えるにはどれくらい運動したらいいかというときに、基本的に人間はエネルギーをどれくらい使っているかということを、ちょっと覚えておいてください。何度も勉強しましたが、じっとしていても人間はエネルギーを使っています。例えば、寝ているときに使うエネルギーを1としますと、歩いているときのエネルギーは4くらいです。ジョギングをすると寝ているときの7倍くらいになります。この運動でのエネルギー消費の割合は、大体、頭に入れておいてください。走ると歩くのの2倍くらいエネルギーを使うことになります。階段を上るのは、実は11くらい使います。つまり階段を上るというのは、それだけエネルギーを使う良い運動ということになります。だから学校で4階くらいへは階段で上がりなさいと言われるのは、そういうことなのです。それをずっと続けるだけで、運動しているのと同じことになります。

運動の利点

他に運動で良いことはないのでしょうか。1つは運動療法といって、運動をすると糖尿病になりにくいことが分かっています。運動をすると、グルコースや脂肪酸の利用が促進され血糖値が低下するのです。ずっと運動を続けることによってインスリン抵抗性が改善します。どういうことかというと、血糖を下げるインスリンの能力が落ちづらくなるということです。第二に、運動には、太っている人に特に減量効果があります。第三は、血圧が低くなります。高血圧や脂質異常症が改善されます。すなわち、生活習慣病を改善することができる。運動すると骨に力がかかるので骨粗鬆症《こつそしょうしょう》の予防にもなります。また同時に、筋肉の萎縮を防ぐことができる。良いことばかりですね。

一番良いことは、元気になることです。どういうことかというと、心肺能力が高まり、運動能力が伸びるとともにメンタルの状態も良くなります。非常に活動的な気分になって、日常生活の生活の質（QOL）を高める効果も期待できるのです。良いことばかりですので、運動習慣をぜひ付けるようにしてください。

運動すると、何が基本的に向上するかというと、運動しない一般の成人に比べて最大酸素摂取量が多くなります。最大酸素摂取量というのは、人間の基礎的な体力、基礎代謝量に関係するのです。酸素を使う能力が高くなるということは、エネルギーをたくさん蓄積できることになります。結果的に体力が上がるのです。

しかし、運動しろといっても、なかなかできませんね。少しの運動習慣でも若いときからつけ始めることが大事なのです。ところが、それを言うと、「いくら運動しても、私、駄目なんです」という人がやはり出てくるのです。「それは遺伝子に関係ありますか」とよく聞かれるのです。答えはイエスでもありノーでもあります。何でも遺伝子で決まるかというと、そうでもありません。今、分かっている体力遺伝子が2つあります。1つはアンジオテンシン変換酵素（ACE）という遺伝子、もう1つはαアクチニン3という遺伝子です。

†運動遺伝子で運動能力が決まる?

まずACEをご紹介しましょう。このアンジオテンシン変換酵素というのは、血圧を上げるアンジオテンシンⅡというペプチドを作る酵素で、血圧を上げる遺伝子です。この遺伝子は、人によって短い人と長い人がいるのです。遺伝子の上流、すなわち遺伝子の発現量を決める部分が短い人と長い人がいる。短い人をD型、長い人をI型と呼びます。

これをスポーツ選手で調べたところ、例えば、8000メートルの山を酸素なしで登るような人は体力が圧倒的にある人で、こういう人にはDD型がゼロだということが分かりました。遺伝子は必ず2つありますから、DDかIIかDIか、その3つのどれかです。体力が圧倒的にある人ではDDがゼロだということは、I型を持つ人が多いことになりますね。つまり8000メートルを酸素なしで登るような人というのは、持久力がある人だということになり、I型のほうが持久力の遺伝子と言われるようになりました。逆にD型はというと重量挙げの人に多かったので、瞬発力の遺伝子と言われています。

ACE遺伝子というのは、先ほど言ったように、血圧を高める遺伝子なのですが、現実にはヨーロッパ系の競泳の選手を調べてみたところ、DD型だと瞬発力が高い短距離の選手がいるので理論に合っているが、アジア系ではちょっと違うかもしれないという結果が出ています。だから100パーセントACE遺伝子で決まっているとは言えません。

もう1つは、αアクチニン3という遺伝子です。このαアクチニン3は、白筋、すなわち速筋の線維だけに存在するタンパク質です。遺伝子からαアクチニン3タンパク質が、普通に作られる人と、途中で翻訳が止まって全長のタンパク質が作られない人がいるのです。普通に作られる人をR型、途中で止まってしまう人はX型とします。遺伝子は2個ありますから、皆さんの遺伝子はRRかXXかRXかのどれかです。

そこでマラソン選手とパワーあるいはスプリント型の選手を比べてみると、マラソン選手には比較的XXが多い。パワー型、スプリント型にはXXがほとんどいないということが分かって、やっぱりマラソン型とパワー型やスプリント型は違うんだと言われるようになりました。しかし実際のデータを見ると怪しいのです。例えば、RR：RX：XXの比が、オーストラリア人ではスプリント型が47：53：0、マラソン型が28：39：33とまああの結果が出ているのですが、日本人ではマラソン型が32：54：14で、一般人が19：54：27とちょっとしか違わず、はっきりこの遺伝子が運動遺伝子とは決められません。

またACEもこのαアクチニン3も、素晴らしいスポーツ選手だけを調べているのです。だから一般の皆さんがどうかということに関しては、まだはっきりしません。そういう点から、運動能力は遺伝子で決まっているとは言い切れず、もちろん遺伝子診断をしても意味がないことになります。

これらをエクササイズ遺伝子、または運動遺伝子と呼んで、遺伝子診断を勧める業者がいますので、こういうのには注意してください。子どもの遺伝子を見て、「この子はオリンピックに出られるようになります」などという宣伝をしているところがあるのですが、そんなものでは決まらないのです。オリンピックに出る出ないは質の良い練習と努力、そして指導者で決まると言った方がいいですよね。

長寿と遺伝子

問題はそういうところではありません。私が言いたいのは、普通の人は8000メートルの山に無酸素で行きません。別の研究で以下のことが分かってきたのです。実は持久力の遺伝子を持っていると未熟児の生存確率が上がる、未熟児の生存確率が上がるということは、この遺伝子は体力の遺伝子です。そうするとこの遺伝子を持っていると長寿になる可能性もあります。体力というのは、決して山登りをしたり重量挙げをしたりするだけではなくて、普通に生きるときにも必要です。だからこれからは、未熟児の生存や高齢者の健康長寿と遺伝子の関係という研究も必要になってきます。この体力の研究は非常に少ないので、これからの花形になる可能性があります。

では、一般的にどれくらい運動をしなければいけないか。運動は一生かかって皆さんがやるべきことなのです。運動の指標としては、息が苦しくない程度の運動、すなわち最大酸素摂取量の半分くらいの運動を、できれば週に3日、本当は毎日30分から60分くらい続けてほしいと厚生労働省が言っているのです。具体的には、速歩きか軽いジョギングを大体、毎日1時間くらいできると一番良い。それができない場合の目安として、男9200歩、女8300歩を目標にしてくださいということです。しかしこれがなかなか難しいのです。私くらいの年齢になると平均7000歩くらいです。これだけでいいかというと、アメリカだともっと違います。アメリカではプラスアルファ30分の筋トレを週2回やりなさい、と言われています。筋トレの効果は目に見えて出るのです。運動すると平均寿命の延長も認められています。

†筋肉とサプリメント

今の日本では簡単に筋肉を付けたいという人が多く、市販の筋肉サプリメントが人気です。だいたい3種類あって、1つは分岐鎖アミノ酸(BCAA)、もう1つはアミノ酸のグルタミン、そして筋肉に存在するクレアチンという物質です。この3つの他に3-ヒド

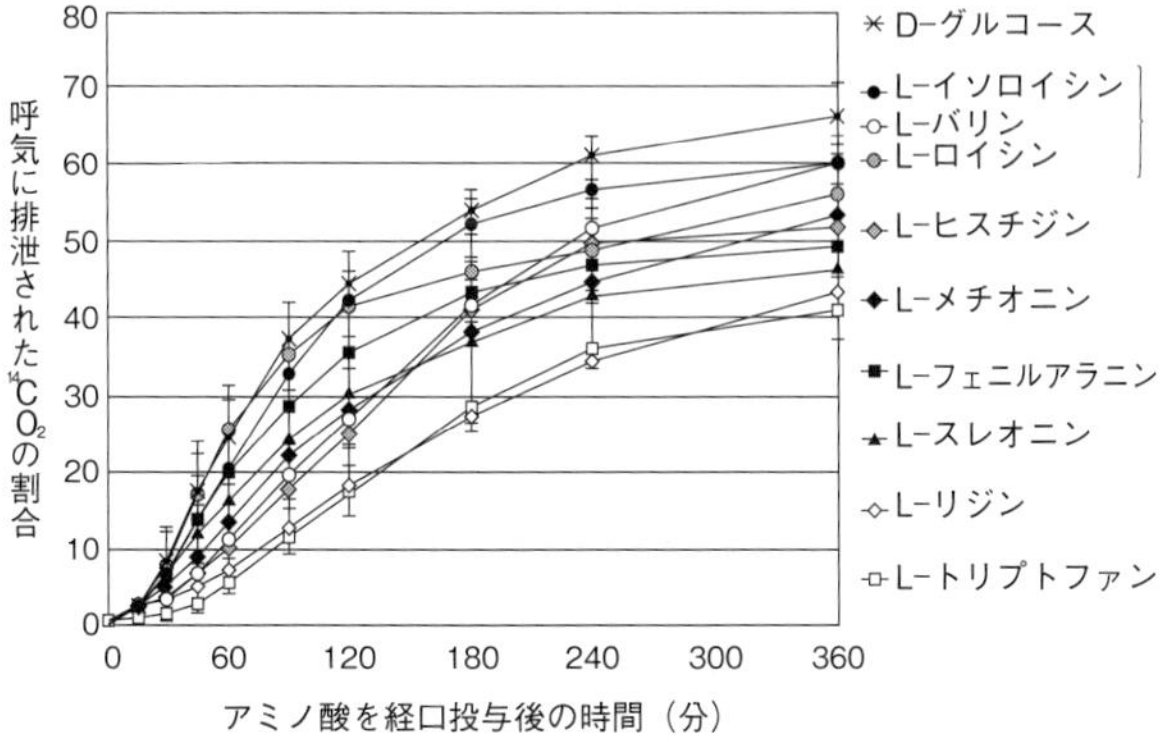

図3-5　^{14}Cで標識した必須アミノ酸を経口投与した場合の累積呼吸排泄率（鈴木裕美：必須アミノ酸の吸気排せつの比較検討、第56回日本栄養・食糧学会）

ロキ-3-メチルブチレート（HMB）という物質も筋肉を付けるサプリメントとして売り出されるようになりました。分岐鎖アミノ酸というのは、第1章のアミノ酸のところでも勉強しましたが、L-イソロイシン、L-バリン、L-ロイシンという3つのアミノ酸です。

なぜこれらが「筋肉を付ける」と言われているかというと、次の簡単な実験で分かったことによります（**図3-5**）。アミノ酸を経口投与してからだにどれくらい取り込まれるかを調べた実験があります。からだに取り込まれると、そのあとからだの中でタンパク質合成に使われます。その速度を測定したところ、分岐鎖アミノ酸は他のアミノ酸に比べて、非常に速く取り込まれ使われることが分かりました。すなわち分岐鎖アミノ酸は生体内の代謝が速いのです。代謝が速いということは、分解される速度が速くて、筋肉になりやすいことになりますね。だから、短期間に筋肉を付けるには良いのではないかと売られているのです。

ところが分岐鎖アミノ酸はなめてみると苦い。だからそれだけでは売れないので、甘いものと混ぜて売っているのですが、下手をすると甘いもののほうのカロリーが高く、毎日、飲んでいると太ってしまうことになりかねないのです。

その他には、プロテイン（タンパク質）サプリメントとしてよく売られているのは、ホエイ、カゼイン、大豆タンパク質です。大豆タンパク質はソイタンパク質とも言います。ホエイとカゼインは、両方とも牛乳のタンパク質なのですが、何が違うかというと、例えばヨーグルトをほっておくと、上側に透明な上澄みが、下に沈殿が出てきますよね。その上澄みのほうをホエイと言います。つまり上澄み、水に溶けているものというのは、からだへの吸収が速いのです。同じ牛乳のタンパクでも、沈殿したほうをカゼインと言います。例えば牛乳に酢をかけると沈殿しますね。あれです。カゼインは同じタンパク質ですが、吸収がちょっと遅いのです。だから、速い、遅いの違いはある。ところが大豆タンパク質は全く成分が違っています。大豆タンパク質はからだに良いといわれていますが、大豆タンパク質を食べ過ぎると、プリン体が多いので気をつけないといけません。特に豆乳にはプリン体が多く入っているので、痛風の人は気をつける必要があります。

それでは、タンパク質（プロテイン）の代わりにアミノ酸を食べるのはどうでしょう。実は同じです。プロテインとアミノ酸は結果的に同じものですが、アミノ酸の方が吸収速度が速いという違いがあります。ところが特定のアミノ酸だけをたくさん毎日摂取するのは、バランスが悪いのです。同じ種類のアミノ酸を「よく眠れる」とか「筋肉がつく」なと言って大量に摂取するのは良くありません。満遍なくいろいろな種類のタンパク質を摂ったほうがいいと考えてください。

†運動↓筋肉↓骨

運動というのは、簡単にできない人からできる人までいろいろですから注意が必要です。病気の人に、運動しろと言っても難しいですね。お年寄りになると、例えば、机に手をついて片脚で立つ。それだけで筋肉の運動になるのです。椅子に座っているときから、立って、また椅子に座るを繰り返す。単なるスクワットですが、これが脚の運動として非常に良いことが分かっています。

運動をすると何が変わるかというと、筋肉が付くと同時に骨に力がかかり、骨がスカスカにならないのです。ほっておくと老化に伴い、骨の中の空洞が大きくなっていきます。ところが骨に力をかけると、骨の中身が詰まった形になり、骨折しづらくなります。これを骨密度が上がると言います。運動選手で調べた結果では、例えば重量挙げの選手は一番、骨密度が高いのです。逆に水泳は浮力がかかるので、骨にあまり力がかかりません。なので骨密度がそんなには上がらないことになる。力学的負荷をかければかけるほど、骨は強くなることが分かっています。

ジムに行かなくても、歩くだけでもいいのです。先ほど厚生労働省が、8000歩から9000歩、歩きなさいと言っているという話をしましたね。8000歩や9000歩というのは、自分で歩こうと思わないと、こなすのが結構大変なのです。でも皆さん知っていますか。私たちの先祖である人類、クロマニョン人とか1万年前の人類というのは昔、毎日1万4000歩から1万8000歩、歩いていたと言われています。歩かないと食べ物も手に入らないし、動物から逃げなければいけないし、大変ですよね。だから、今の人類はこれに比べてずっと歩かなくなってきたのです。車に乗ってばかりの生活はもっと悪いので、気をつけるようにしてください。

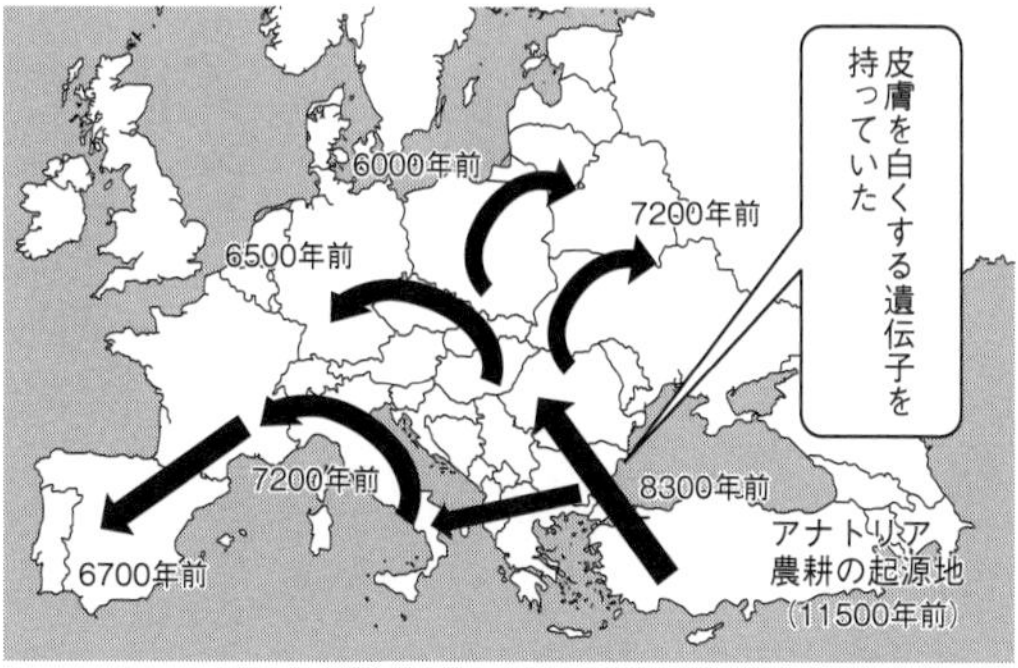

図3-6　ヨーロッパにおける初期農耕の拡散（篠田謙一『人類の起源』より改変）

コラム　クロマニヨン人の肌は黒かった！

皆さんは、一度はクロマニヨン人という名前は聞いたことがあるでしょう。これはクロ－マニヨン（Cro-magnon）洞窟から見つかった現生人類の先祖で、約4万年前から1万年前にヨーロッパにいた人類です。またラスコー洞窟の絵は必ず教科書に載っていたと思います。あの人たちが皆、黒人だった、と言ったら驚くでしょうか。

実は、肌が白くなる遺伝子は、今から6000年ほど前にアナトリア（今のトルコ）から来た農耕民がもたらしたと言われています（**図3－6**）。ヨーロッパ集団の成り立ちを見ると、最初に狩猟採集民がいて、次に農耕民族が入ってきた、そして最後に牧畜民が今のウクライナあたりからきて（これをヤムナヤ文化と言います）、ヨーロッパを席巻したと考えられています。現今のヨーロッパ人の遺伝子は、ほぼすべてヤムナヤからきていると考えられます。

不思議なのは、どうして、このような短期間に遺伝子の大部分が置き換わったのか、という点です。例えば英国では、今から４０００年から５０００年前にストーンヘンジを作った在来集団から急激に牧畜民に置き換わりました。これはヤムナヤ文化の人たちは、馬や車を利用して戦ったり移動したりしたためだということが分かっています。今も昔も力で征服しようとする人がいたのですね。

ところが最近、面白い考えが出てきました。ヤムナヤ文化の遺骨から遺伝子を解析したところ、ペストの遺伝子が見つかったのです。ご存じのように、有史になっても６〜８世紀半ば、１３４６〜５３年の黒死病、１８９４年の香港など何度もペストの大流行がありました。最後の香港の時にイェルサンと北里柴三郎がペスト菌を発見したのは有名な話です。このような大流行が起こったために、大量の死人が出て、民族の交代が起こったのではないかというのです。ヤムナヤ文化の人たちはペスト菌に対する免疫を持っていたのではないか。そのために、ヨーロッパの広い範囲で人種の置き換わりが進んだという可能性が指摘されています。

チーズで有名な英国のチェダー地方で見つかった1万年前の骨から、当時の顔面が再現されましたが、その皮膚の色は黒くなっています。当然、クロマニョン人の皮膚の色は黒かったのです。

太ももは太い方が良い?

歩くと、ふくらはぎを使いますね。ふくらはぎを使うと血流が良くなるのです。血流がよくなると毛細血管へも血液が流れ込んでいきます。こうして体内に酸素が行き渡っていきます。だから激しい運動をしなくても、速歩きくらいで、結構、運動になっているのです。

強烈なデータが2009年に出てきました。それは、皆さんの太ももの大きさに関するものです。太ももが太ければ太いほど死亡率が下がり、太ももが細いと死亡率が上がる、というものです(**図3-7**)。太ももが太いということは、運動している、歩いている、走

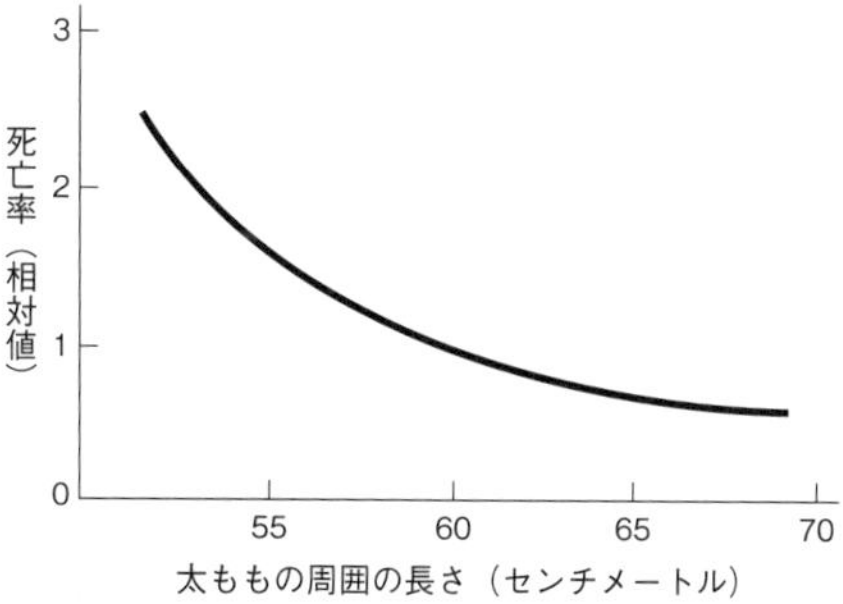

図3-7　12年間にわたって調査された男性の太ももの太さと死亡率との関係。Heitmann B L, Frederiksen P.(2009). Thigh circumference and risk of heart disease premature death: prospective cohort study. を元に作成

っているということになりますね。もうそれだけで寿命が違うのです。だから皆さんも、運動習慣を付けることがいかに大事かということを、ぜひ頭に入れておいてください。

そこで、運動について少しお話ししましょう。年を取れば取るほどおなかに脂肪がついてくることは経験があると思います。そういうときには脂肪を燃やしてなくしたいと思うのは誰でも考えることですが、そのときに強い運動をしたほうがいいのか、弱い運動をしたほうがいいのか迷いますね。高強度の運動というのは、全力疾走とか重量挙げです。高強度の運動をする場合と、有酸素運動といって軽いジョギングなどの低〜中程度の運動、最大酸素摂取量の半分くらいの運動があります。どちらがより脂肪を燃やすことができるのでしょうか。

強い運動のときに使われるエネルギーは、糖の分解エネルギーです。脂肪はあまり使われないのです。だから100メートル走とか重量挙げばかりやっていると、糖が分解してからだの中に乳酸が蓄積します。疲労物質といわれている乳酸がたまると同時に、タンパク質も脂肪も分解されるのですが、その分解される分は非常に少ないことが分かっています。

一方、有酸素運動をすると、時間がたつとともに脂肪が燃えていくのです。エネルギーとして脂肪を使うようになります。だから有酸素運動をしなさいと言われるのです。出てくる乳酸の量も有酸素運動のほうが高強度の運動に比べて少ないことが分かっています。

もう1つ運動で気をつけなければいけないことがあります。それは、例えばマラソンの前の日とか2、3日前にはどうしたらいいかというと、からだにエネルギーを蓄えないといけないのです。からだにエネルギーを蓄えるとはどういうことかというと、からだにグリコーゲンを蓄積させる、つまりエネルギー源であるグリコーゲンを筋肉に蓄積させることが必要になってくるのです。そのためにどうしたらいいか。これをグリコーゲンローディングというのです。グリコーゲンをからだにロードする、蓄積させるという意味です。

方法は、マラソンの2日前くらいから、お餅主体の炭水化物を摂ることが大切になります。よく言うでしょう、お餅を食べるとおなかに力が入るというのは、そういうことですね。だから長い試合のときとか、朝から1日中試験を受ける前には、ご飯の量を増やす。分かりますね。油分はあまり摂らないようにして炭水化物を増やす。例えばおにぎりを1個、多く食べるとか、夜に炭水化物をちょっと摂ることをお勧めします。通常の食事よりも糖質をたくさん摂るようにすると、グリコーゲンローディングになることを覚えておいてください。だからテスト日の前は、少しご飯の量を多くするといいと思います。

✝脳腸連関

最後に、今、科学の世界で話題になっていることをお話しして、腸内細菌と体力との関係をご紹介したいと思います。実は腸内細菌がからだのいろいろなところに効いていることが明らかになってきました。もちろん体調にも良いだけではなくて、他の病気にも効いている。脳にも効いているのではないか。腸内細菌が出す何かの物質によって、脳の能力が変わってくるのです。これを脳腸連関と言います。皆さんも、ストレスで胃が痛くなったり、怒りではらわたが煮えくり返る経験をしたことがあるのではないでしょうか。

腸内細菌で興味深い例があるので、ちょっとご紹介したいと思います。それは他人の便を移植する話です（図3－8）。便移植と言うと気持ちが悪いので腸内細菌叢《そう》移植と言われています。とにかく腸内細菌を移植すると、潰瘍性《かいようせい》大腸炎といわれている難治性の炎症性腸疾患が治った、という報告がされました。その他に、アレルギーを防止したり、ダイエット目的でも他人の便を移植すると良い、など多くの報告が最近なされるようになりました。

でも、考えてみてください。便を移植するのは気持ち悪いですよね。便を移植するというのは、便を口から飲むのか、便をお尻から入れるのか、どちらだと思いますか？　一般に、便というのは腸内細菌と食物繊維からできています。まず健康な人の便を取って、生理食塩水と混ぜて、濾過するのです。そうすると濾過したフィルターの上には不溶性の食物繊維などがたまります。腸内細菌は濾紙を通って下の方に、溶液の方にいきます。そこで、下へ濾過されてきた腸内細菌を注射器でお尻から別の人の腸へ移植するのです。しかし最近では、採取した腸内細菌をカプセル化して飲むことも行われています。

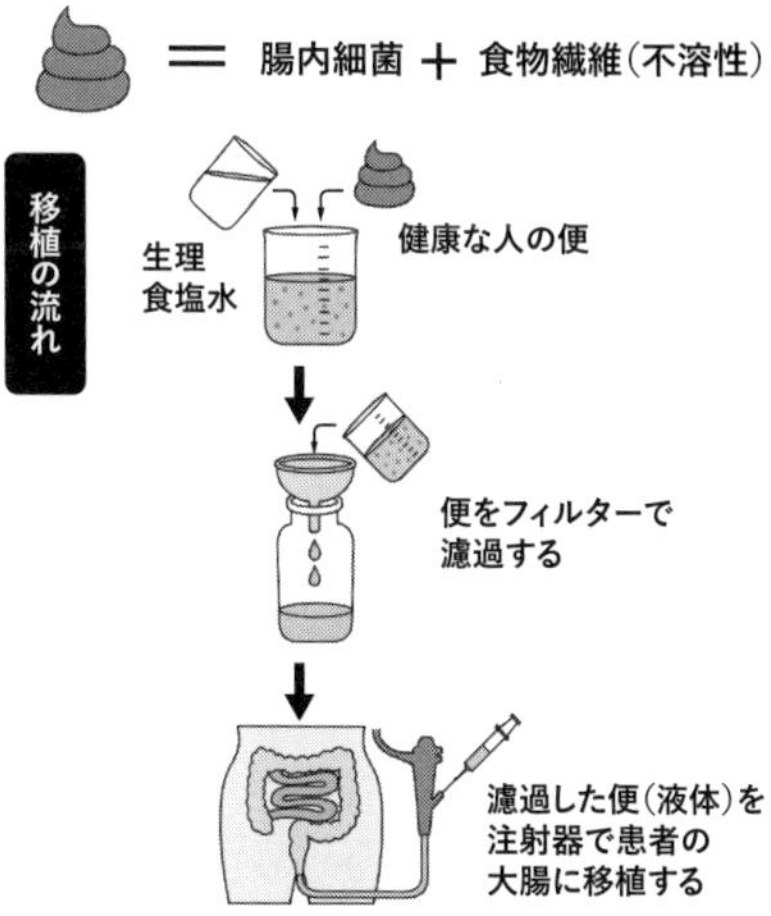

＝ 腸内細菌 ＋ 食物繊維（不溶性）
移植の流れ
生理食塩水
健康な人の便
便をフィルターで濾過する
濾過した便（液体）を注射器で患者の大腸に移植する

図3-8　便移植とは

このような方法で、がんまで治ったと報告されました。なぜだか分かりません。だから今のところはまだ科学的に証明されたとまではいかない段階です。しかし、オプジーボと呼ばれるがんの治療薬で効果がなかったような患者さんに便移植をしたところ、メラノーマが完治したという報告がされ、皆、驚いたのです。つまり腸内細菌はがんにも効いているのか、と。ある報告では自閉症にも効くとか、いろんな報告が今されている状況です。うつ病にも効く、などといった報告もあります。

腸内細菌というのは腸の中にいる細菌のことで、善玉菌、悪玉菌とかよく言いますね。善玉菌というのはビフィズス菌とか乳酸菌です。この2つは同じではありません。乳酸菌は小腸にいて、ビフィズス菌は主に大腸にいます。乳酸菌は自然界に広く分布し、名前の通り乳酸を出して腸内環境を酸性に保ちます。一方、ビフィズス菌は人や動物の腸内にいて乳酸や酢酸を出し、悪玉菌を殺す働きがあります。どちらも必要なんですね。

逆に悪玉菌というのはウェルシュ菌やブドウ球菌など、臭いもの、人体に悪いものをつくるような細菌です。それ以外には大腸菌（無菌株）など、ほとんど何の役に立っているのか分からないような日和見菌《ひよりみきん》というものもいます。腸の中では日和見菌がほとんどで、本当の悪玉菌というのは10パーセントくらいです。一方、善玉菌は20パーセントくらいです。

皆さんの中には善玉菌を増やそうとしてヨーグルトを食べている人はいませんか。食べた菌はほとんど胃で分解されて、腸に届かないのです。大事なのは、腸で有用な菌を増やすことなのです。だから本当にヨーグルトだけでいいかとか、乳酸菌を食べればいいかというと、それもちょっとまだ分からないところがあります。このようにして腸内細菌も、最近、体力維持に関わっていることが話題になっています。

✝ミネラルはありがたいもの？

人間のからだを構成する元素は、酸素が63パーセント、炭素20パーセント、水素9パーセント、窒素5パーセントで、残りがカルシウム1パーセントくらいです。ところが地球の地殻を構成する元素は、酸素47パーセント、酸素が多いことは同じなんですが、ケイ素が28パーセント、アルミニウムが8パーセントと人体と異なります。ケイ素やアルミニウムなど人間では使われないようなものが地殻に多いのです。

最近サプリメントでケイ素が入ったものが売れています。ケイ素とは書いておらずシリカと書いてある。不思議ですね、シリカと書くとなぜ売れるのでしょうか。普通は、全くからだの役に立たない物質です。皆さん、ひょっとして、シリカゲルが水を吸収するように、何かシリカが悪いものを吸収するとでも思っているのでしょうか。本当に不思議で、ミネラルウォーターに「天然水」と書くと売れるようなものなのでしょうね。ゴミやフンが入っていた自然の水の方が電気分解した水よりきれい、という不思議な感覚を持っている日本人が多いのです。

同様にアルミニウムがからだの中の化学反応に効いているという話はありません。昔、アルミニウムがアルツハイマー病を引き起こすという話（デマ）があって、アルミニウム鍋を捨てた人がいます。全くのデマだったのです。私たちは、アルミニウムは普通の水道の水から1日20ミリグラムから40ミリグラム、飲んでいます。しかし、何も起こりません。これは当然で、アルミニウムはからだの役に立っていないからです。

アルミニウムが一番たくさん入っているのは、海藻や葉もの野菜です。日本人の生活で、一番多くアルミニウムを多く含むものは、皆さんが胃を悪くしたときに飲む芳香性の消化薬です。この消化薬の中には、1回1さじの中にアルミニウムが273・4ミリグラム入っています。1回分で水道水の量の10倍以上入っています。あとはミョウバンの中にも結構たくさん入っています。漬物の色出しに使います。だから皆さん、黙ってもアルミニウムをたくさん食べているのです。アルミニウムでぼけるとか、アルミニウムでアルツハイマー病になるというのは、一切ウソですから心配しなくていいのです。胃腸薬の中に入っている理由は、胃酸を中和するために入れているだけなのです。

・運動の種類	頻度／時間 程度
・有酸素運動	週3〜5回／20〜60分 ややきつい→きつい
・筋トレ （レジスタンス運動）	週2〜3回／1セット3〜20回 かなりきつい
・ストレッチ （柔軟性運動）	できれば週5〜7回／2〜4回 痛みのない範囲→ぎりぎり緊張

図3-9　一般の運動ガイドライン

†健康長寿のために

やはり食事と運動は、一生、毎日続けるもので、この2つは皆さんの寿命に直結する大切なものです。ただ漫然と食べるのは良くなく、意識して運動しないといけないことがお分かりになったと思います。**図3-9**に一般の運動のガイドラインをまとめておきますので、参考にしてください。

第4章

脳を物質で探る

――ここまで分かったアタマの中

この章のテーマは「脳を物質で探る」です。ここからは最新生命科学の話になります。今まで分からなかった脳というものが、いろいろな方法で解明されつつあるという話をしましょう。

†脳を見る

まず皆さん、例えば、誰かが笑っている写真があるとします。この人が本当に笑っているのか、愛想笑いといって、他の人が笑っているから、笑ったふりをしているのか、それをどう判定しますか、という問題です。本当の笑いと愛想笑い、何が違うのでしょうか。

まず相手の目を見てください。本当に笑っている場合は、目尻が少し下がって目にしわができるのですが、愛想笑い、うそ笑いのときには、それができません。それが何となく、見ている人には分かるのです。こういう話は面白いと思いませんか。にこにこしている人を見ても、本当に楽しそうにしているのか、そうじゃないのかが分かる。それを脳科学でどう解明したらいいかというところが問題なのです。残念ながら、例えば、MRIで脳を見ても、そういうことは、はっきりとは分からないのです。

このように、脳の研究というのは、ごく普通の、私たちの身の回りのことに関しても、なかなか、難しい問題を提供することが分かると思います。そこで、少し科学的なお話をしますと、例えば、痛いと感じたとき、何でもいいのですが、どこかにくぎが刺さって痛いとします。そういうときに、脳はどう反応するかを見た研究があります。痛いと感じたときには、脳のいろいろな部位が活動していることが分かります。ところが面白いことに、痛みを想像しなさいと言われても、実は、ほとんど同じ所が反応することが分かってきたのです。これは面白いですよね。相手の気持ちが分かると、同じ痛みを感じる、同じ嬉しさを感じるということが、研究で明らかになってきたのです。興味深いのは、この、痛いと感じる場所は、失恋したときの痛みのときも同じ個所なのです。不思議ですね。精神的な痛みと物質的な痛みを同じ所で感じることが分かっています。

それでは痛みを想像してください。どう想像するか、これはなかなか難しいのです。例えば、本当に痛さを感じたいときは腕に注射をしてもらえばいいのです。そうすると「痛い」と感じるわけですからこれは簡単です。一方、それを想像させるにはどうしたらいいか。実は、腕に注射をしたような画像を相手に見せるのです。ただ注射した画像を見せても、そう思わないときには、皮膚を針が貫通しているような写真を見せる。そうすると、これは「痛いだろうな」と感じ、痛みを想像できるのです。このようにしますと予想通り、脳の同じ個所が反応することが論文で報告されました。

†他人の心をのぞき込む

もしかすると、誰かが何かを考えているとき、何を考えているか脳画像から分かるかもしれないという望みが出てきます。もしこれが分かると、よさそうです。相手が考えていることが分かるのであれば、例えば、相手が殺人犯だとすると、殺人事件を犯したか犯していないかも分かるかもしれない。また親しい友人がいたとして、その人が自分を好きかどうかということも分かるかもしれないのです。このような研究は、どう進めたらいいと思いますか？　簡単な方法を、ご紹介しましょう。視覚を利用するのです。

ある人が何を見ているか、脳画像で調べる研究が行われました。何かを見ているとき、脳のどこが反応するかをｆＭＲＩ（機能的核磁気共鳴画像法）で調べます。この方法は、リアルタイムに脳内の酸素へモグロビンの変化を追うものです。働いているところには酸素が必要ですからね。そうすると、脳の後ろ側にある大脳皮質の視覚野が反応することが分かりました。その視覚野の部分を、細かくどこが反応したかを解像度よくチェックすることができます。その結果、ある人が靴を見ているときと猫を見ているときの反応パターン

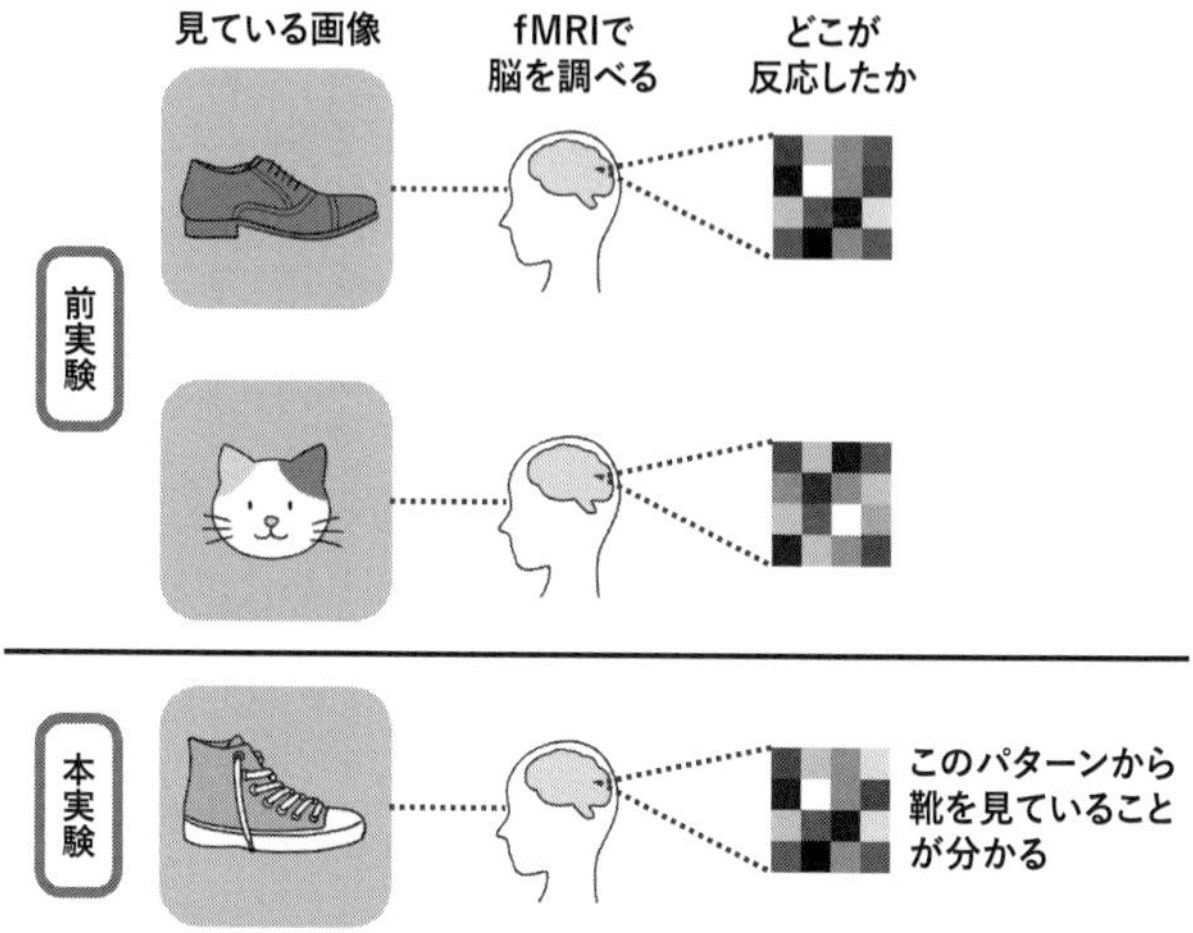

図 4-1　他人が何を考えているか分かるか

が異なることが分かりました（図4-1）。

そこで本実験を行って、同じ人が何かを見ているときのパターンを調べたのです。その結果、パターンが猫を見ているパターンに似ていなくて、靴を見ているパターンに非常によく似ていたとしますと、この人はきっと靴を見ているに違いないと推測できるのです。つまり、視覚野がどう反応しているかを見ただけで、その人の見ているものが分かるのです。

皆さん、脳はそんな単純なものではないと思うかもしれませんが、現在では、いろんな画像を見ているときのパターンを調べることができ、機械学習、すなわちディープラーニングを使って、脳の活動から推測可能になるかもしれない、というところまで来ています。

例えば、男の人が目の前にいて何かをやろうとしているような格好の写真を見ていると します。そのときの脳のパターンを解析し、その人の見ているものを再構成しますと、人間がいて顔があることまでは再構成できます。ところが、誰々さんということまでは、まだ分からないのです。しかし研究が進むと、それが分かる可能性があります。もし見ているものが分かるのなら、今度は、脳の前頭葉のパターンを見て、その人が、何を考えているかも分かるかもしれないのです。将来、何を考えているかが解読可能になったら、やはりちょっと怖いですね。

簡単な例としては、例えば、脳の画像パターンを見て、消費者が何を好んでいるかを、企業が推測することも可能になります。有名な話ですが、コカ・コーラとペプシコーラを並べて脳のパターンを見たら、どちらを好むかが、分かる。そういう実験が、昔から行われています。新製品と古い製品の、どちらが好きかなども、脳を見て判断することができるようになるのです。

†脳を操作する

このように、脳を調べてみるといろんなことが分かります。そうすると逆に、脳を操作することも可能かもしれませんね。どういうことかというと、今、世界でいろいろな紛争が起こったり、難民問題が起こったりしていますね。それらに宗教や信条が絡んでいることが多いのです。

例えば、宗教を信じている人がどれくらいいるかというと、概算でキリスト教徒が20億人ちょっと、イスラム教徒が16億人ちょっと、ヒンドゥー教徒も11億人くらい、仏教は、ちょっと少なくて4億人程度といわれています。世の中には神様を信じている人が、半分以上いることになります。ところが不思議ですね。実際に神様はいないわけです。なぜ、神様を信じるようになるかというと、神というものは、人間の脳がつくり出したものです。それを教育によって、小さいときに、親から信じなさいと言われて、信じるようになるのです。分かりますね。そうすると単に教育しただけで、世界中の人の半分が、実際にいないものを信じるようになる。

もし、このようなことが簡単にできるのだったら、トレーニングや人工的な刺激によって、神様のような状態をつくり出すことも可能かもしれない、と誰でも考えます。もっと話を単純にすると、トレーニングや人工的な脳への刺激によって、集中力を増したりすることも可能かもしれないわけです。

人の脳が操作された例を紹介しましょう。人の脳が人工的に操作された有名な例があって、それも日本で起こったことです。ポケモンというテレビ番組がありました。その番組で、激しい光の点滅が起こったときに、それを見ていた子どもがてんかん発作を起こしたという事件があります。もちろん、てんかん発作を起こそうとしてやったのではないのです。つまり、これを簡単に言うと、人間の脳が光で操作されたことになります。それも1人や2人ではなくて、かなり多くの子どもが倒れたと言われています。

逆に、上手に人の脳を操作する例も報告されています。例えば、アメリカで行われている研究なんですが、アスリート、運動選手を育てるときに、戦うアスリートの育成、すなわち、非常に攻撃的なアスリートを育成するために、どうしたらいいかという研究が行われているのです。1つは集中力を増すサプリメントを飲ませることです。運動選手ですから、運動するときには集中力を発揮する必要があります。例えばプロビジルという眠気覚ましの薬ですが、これをアスリートに投与すると、集中力が増して一発勝負に強い人を作ることができるかもしれません。また、DHEAという男性ホルモンを投与することによって、運動能力を増すことも考えられます(今回はドーピングの話には目をつむってください)。

もう1つは、アスリートに向いているか、向いていないか遺伝子や血液検査で分かるかもしれないという考えも出てきたのです。これらをバイオマーカーといいます。例えば、ニューロペプチドYという神経ペプチドを見ると、精神面でのたくましさとか、臨機応変性なども調べることができるという研究も行われています。

†やってはいけない非人道的脳操作

特に、脳を操作する例で有名なのは、運動選手の疲れを取るときに、経頭蓋磁気刺激といって、頭に磁気刺激を与えるという研究です。これも明らかに人工的に脳を操作する例になります。ひどい例をご紹介しますと、デモ行進をしている人を止めるために、その人たちに人工的に電磁波を照射すると、標的の皮膚直下の水分子の温度が上がる、つまり、電子レンジでチンするようなことも海外で考えられたことがあります。確か実際に人間相手にやってみたら、激しい痛みを感じたといいます。とんでもない話ですね。このようなことを推し進めると、人間の記憶を消したり、相手の意思を変えることも可能かもしれないことが分かります。ある宗教を信じた人を別の宗教を信じるように変える。こういうことも、人工的な操作で可能になるかもしれないのです。私がこういう話をすると、あの教師は人道的でない、と事務に文句を言う学生が出てくる時代ですから、下手なことは言えません。

もちろん、こういう研究はやってはいけない研究です。しかし考えている国もあることを知っていてください。アメリカの国防総省は、人工衛星を使って歩いている人の脳波を本人に知られずに感知して、コンピューターで分析できないか、などと考えているのです。

†知能は遺伝するのか?

今度は、知能が遺伝するかどうか、という話題に移ります。親が大したことないから、私も出来が悪いんだ、などとよく言うでしょう。みんな悪いのは親のせいで、自分のせいではない、と。

それでは、脳の働きは遺伝的な影響が大きいのか、それとも、習慣、すなわち、勉強したかしないかという環境によるものなのか、どちらでしょうか。慶應義塾大学の安藤寿康先生は、人間の性格がどれくらい遺伝で規定されているか、または、環境によるものなのかということを調べています。結果は、当然のように、遺伝半分、環境半分なのです。どちらかというと環境要因というものもあるし、あるものは遺伝要因が大きいといいます。半々というのは皆さんの予想どおりですね。皆さんの頭の良さというのは、遺伝と環境の要因が重なっていることが、いろいろな研究から明らかになってきました。

そこで、皆さんに、ちょっと聞いてみたいのですが、遺伝と環境、両方が大切というけれど、環境とは何か分かりますか。皆さんが思っている環境というのは、（1）親の育て方なのか、（2）兄弟、姉妹の影響なのか、（3）小さいときに幼稚園や保育園での先生のしつけが大事なのか、（4）もうちょっと大きくなって、小学校の教員の教え方が問題か、（5）子どもの個人の経験によるものなのか、どれが一番大きいと思いますか？　特に、人間の知的機能、頭の良さに関係する環境要因とは何でしょうか。これについては多くの研究が行われています。双子の研究が有名です。

正解は、子ども個人の経験が一番大きい、です。どういうことかというと、遺伝子が同一の一卵性双生児がいるとします。そうすると理論的には能力は同じはずです。ところがこの2人が別のクラスに入ったとします。片方のクラスには非常にアクティブな先生が、もう片方のクラスにはおとなしい先生がいるとします。そういうクラスに入ると、片方の子どもはアクティブに、片方はそうではないように育つのです。このようにして、子ども個人の経験が非常に大切であることが分かってきました。同じ家に育って同じものを食べているのですから、親の育て方とか、兄弟、姉妹の影響は共通です。これを共有環境と言います。ところが同じ一卵性双生児でも、別々のクラスに入るとか、片方は何か病気に感染し片方は感染しないということがありますね。そういう場合を非共有環境と言うのです。知能には、この非共有環境が大きく関係しているというデータが出ています。

遺伝についての笑い話があります。ある夫婦に子どもができた。子どもが非常に賢かったら、奥さんは、「私に似て賢いね」と言うのです。ところが、その子どもは、食べ方が汚かったり、悪い性格が出てくることがある。そういうときに奥さんは、「あなたのお母さんの変なところに似た」などと非難するのです。よくある話ですね。良いことは自分の家系、悪いことは相手の家系のせいにする。実際はそういうことはありません。子どもには、夫婦それぞれの影響が半々に出た結果なのです。

そこで、どういう能力が遺伝するかということに興味があります。ある先生が、「頭の良さは母親からしか遺伝しない」などということを言ったので、雑誌社が本当かどうか私に聞きに来たことがあります。私の答えは、「そうではありません。頭の良さは両方から遺伝していて、しかも、環境にも依存する」です。当たり前の話ですね。

頭の良さは母親からしか遺伝しないという考え方はどこから来たかというと、子どもの知能指数（ＩＱ）は父親の年齢とは相関せずに、母親の年齢に相関するというデータが出たのです。母親が28歳くらいで産んだ子どもが一番ＩＱが高いというデータが発表されました。母親の年齢が、もうちょっと高くなっても低くなっても、ＩＱがちょっと下がるのです。これにはいろいろ理由があるのです。お母さんが年を取ると卵の発生率があまり良くなくなるという話もあるし（卵は卵巣内で母親の年齢と同じ期間ずっと保存されているため）、お母さんが若いときには経済的な事情で子どもの知能が高くならないのではないか、とも言われています。ところが、お父さんの年齢と子どものＩＱは全く比例しないのです。お父さんの精子は年齢にかかわらず短期間で製造されるからです。このため、知能は母親からしか遺伝しないという説が出てきたらしいのです。

もう1つは、お父さんの遺伝子とお母さんの遺伝子は、半分ずつ子どもにくるのですが、ミトコンドリアの遺伝子だけは、お母さんだけから与えられるのです。そう考えると、お母さんから来る能力のほうが大きいんじゃないか。特にミトコンドリアは、エネルギーをつくる遺伝子をもっていますから、エネルギーをつくるということは、頭の能力にも関係しているかもしれない。だから、IQは母親から遺伝するという説が出てきたのです。これに対する反論としては、子どもが母親に似るのは、単に、お母さんと過ごす時間が長いから。私はこちらのほうが正しいと思います。

†子どもの能力はどう決まる?

子どもの仮名文字の読みの習得過程は、何歳頃かということを調べた研究があります。非常に早い子どもは、大体、3歳の終わりくらいから仮名文字が分かります。ところが子どもによっては、6歳になってようやく文字が読めるようになる子どももいるのです。すなわち、子どもの発達過程、発達のテンポというのは、人それぞれです。6歳を過ぎると、大体もう読めますから、差がなくなります。これを考えると、個人差というのが非常に大きいことが分かります(**図4-2**)。だけど、どう考えても知能が遺伝するように見えるのです。つまり、賢い家の子どもは賢そうで、そうではない所の子どもは、そうではないように見えます。

なぜ、そう見えるかというと、答えははっきりしているのです。知能がなぜ遺伝するよ

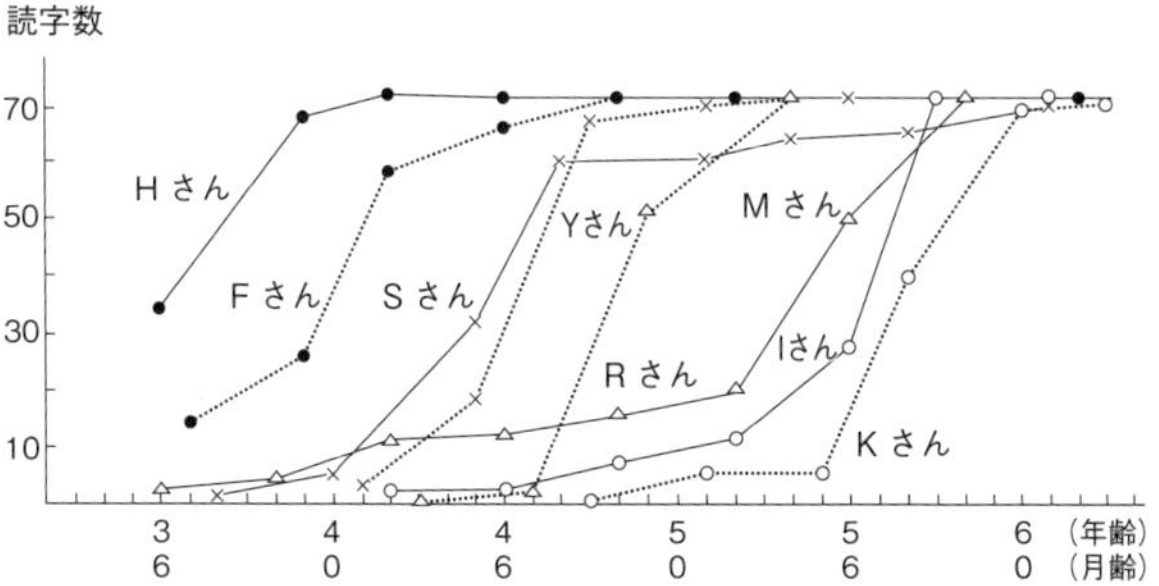

図4-2　発達のテンポは人それぞれ。8人の幼児の仮名文字の読みの習得過程（天野清「幼児のことばと文字」1994より）

うに見えるかというと、1つは勉強の環境が整っているためです。例えば、お父さんもお母さんも大学を出て、きちっとした教育をしている家では、勉強の環境が整っています。調べてみると、毎日、親子の対話がある。夕ご飯を食べているときは、必ず、親と子が対話して、何を学校で食べたか、何を勉強しているか、などという話をしているのです。また、そういう家には本がふんだんにあって、毎日、親が一定時間勉強をしている。子どもは、それを見ているわけですから、ごはんが終わると勉強するのが当たり前になります。家によっては、テレビはNHKの7時のニュースだけしか見ないところもある。お笑いは、絶対見ないという家もあるのです。また家にゲームがないとか、小さいときから博物館などに行く習慣がある。そういう、勉強の環境が整っているために、賢い親がいる家では子どもも賢くなるのは当然ですね。これは遺伝ではないのです。環境が整っているからです。言い方は悪いのですが、「環境が遺伝している」のです。

もう1つ、これも、皆さんは気がつかないのですが、知能が高い人というのは非常に健康的な行動をとることが分かっています。知能が高いというのは、脳が健康ということなのです。脳に長期的なダメージがないということです。どういうことかというと、良い食事、良い運動習慣を持っていて、たばことかお酒を過剰に摂取したりはしない。そういう習慣があるから、子どもにも、それが伝わっていくように見えます。だから遺伝ではないのです。

今までの大掛かりな研究から、知能はどこで決まるのだろう、遺伝と環境というけど、子育ても大事じゃないか、と考えている人がいるかもしれませんね。実は子育ては知能にあまり関係ないのです。子育てが何に関係するかというと、子どもの性格や行動に大きく関係することが分かっています。それでは知能は何で決まるんだ、というと、本人の努力と周囲の環境です。周囲の環境というのは、親だけではなくて、友人もそうだし、教師もそうなのです。

それでは遺伝要因とは何だ。ここは、なかなか難しいのですが、多分、遺伝要因というのは、粘り強さとか集中できる時間とか、そういうものではないかなと、私は考えています。これについては、まだ、はっきりしたことは分からないのです。しかし知能と子育ては、少し違うということを知っているといいかもしれません。

†脳の改変

脳の話には面白い話がいろいろあります。1つは、脳移植は可能かという話。もう1つは、何かを埋め込んだりして脳に刺激を与えると、どうなるかという研究です。それらを紹介したいと思います。

若いマウスと老化したマウスがいるとします。若いマウスから何かを移植して、老化マウスの記憶を良くしようという研究が行われました。何を移植したらいいと思いますか？若いマウスの血液を移植したほうがいいのか、皮膚を移植したほうがいいのか、脳脊髄液を移植したほうがいいのか、便を移植したほうがいいのか、このどれだと思いますか？

脳をそのまま移植するのは、実験が難しいので、脳をそのままというのはありません。細胞、血液や皮膚、そして脳脊髄液、便などの移植はよく行われます。便移植については第3章で勉強しましたね。実は、老化マウスの記憶が良くなったのは、脳脊髄液を移植した時でした。それではなぜ脳脊髄液なのか。ここまで調べないと研究になりませんね。研究の結果、脳脊髄液は老化したマウスのオリゴデンドロサイトの分化を促進することが分かりました。オリゴデンドロサイトというのは、中枢神経のミエリン形成を促進することが分かりました。ミエリンというのは絶縁体です。電気が神経細胞の軸索を流れていくのですが、軸索は絶縁体に囲まれているために、さっと速く流れるのです。その絶縁体を作る所に効いているのではないかという結果が出ました。残念ながら、便移植ではなかったのです。

もう1つの興味深い研究というのは、ネズミの脳を人工的に操作することが可能になったことです。これは、神経細胞にある遺伝子を入れ込むのです。どんな遺伝子かというと、光感受性イオンチャネルの遺伝子です。正式にはチャネルロドプシンという遺伝子です。これは、どういう遺伝子かというと、脳に埋め込んだ光ファイバーで光を当てると、遺伝子がオンになって、イオンチャネルを開くのです。イオンチャネルが開くとナトリウムイオンが神経細胞の中に入ってきます。つまり神経がオンになるのです。今まで動いていなかった神経を、光によって人工的にオンにすることができるのです。

どういうことができたかというと、迷路で左に曲がろうとしていたネズミに光を当てると、ネズミが急に右に曲がるようになったのです。つまりネズミの意思を変えることができたのです。人間でもしそのようなことができたら大変ですね。皆さんが困っているのは、認知症の老人が外を歩き回って、家に帰ってくることができなくなっていることなどです。そういう老人にGPSを持たせて、または衣服とか靴にGPSを埋め込んで、居場所を把握することが現実に行われているようです。しかしネズミで今のようなのができたのだから……。ここからの話はアイデアですよ。人間にそういうものを埋め込んで外部から光を照射することによって、老人の脳を操作することができるかもしれない……。これはSFです。そのようなことができたら大変ですが、人間が本当に誰かに操作される時代が来るかもしれないのです。でも、とんでもない話ですね。

†現実の話

今、お話しした話を聞いて、あれっ、と思った方がいると思うのですが、人間の脳に遺伝子を入れることが実際にできるのでしょうか。そういうときに、アデノウイルスベクターやレトロウイルスベクターを使うという話が出てきます。これはどういうことでしょうか。

ベクターという遺伝子配列に導入したい遺伝子をつないで、それを人間に注射するのです。アデノウイルスというのは風邪のウイルスです。それに遺伝子をつないで人間に投与すると、多くの細胞に感染してくれるのです。そうすると、感染した細胞に遺伝子が導入されます。ところがアデノウイルスベクターを使うと、一過性に遺伝子は入るが、その遺伝子は、だんだんなくなってきて、時間がたつと、入れた遺伝子がなくなってしまいます。

一方、レトロウイルスベクターを使って遺伝子を入れると、人間のDNAに、そのまま組み込まれるのです。組み込まれると、永久にそこで遺伝子が発現してくれるのです。問題は、レトロウイルスが分裂する細胞にしか感染しないことです。脳の神経細胞は分裂しませんから、脳に遺伝子を入れたいときには困るのです。それでは駄目か、と思わないでください。脳の中に分裂する細胞があるのです。

有名なものとして脳腫瘍とも呼ばれるがん細胞があります。脳に、もしがん細胞ができたら、どんどん増えていくわけで、そういうときに、治療遺伝子をレトロウイルスベクターに入れて投与すれば、がん細胞だけに取り込まれます。そうすると、がん細胞だけに、ある遺伝子を導入し、その遺伝子だけだと何も起きないのですが、ある薬を飲むと、遺伝子が作用してがん細胞を殺してくれることも可能になります。すなわち、レトロウイルスに感染した細胞だけが死んでいく。そういうことができます。このように、アデノウイルスとレトロウイルスは、ちょっと違いがありますから、知っておいてください。iPS細胞に入れたい遺伝子がある場合は、遺伝子が発現しないと困るので、レトロウイルスベクターに入れているのです。

†ヒトへの遺伝子導入は可能か

そこで、最後に皆さんに聞いてみましょうか。例えば、人の意思を変えるような神経は、人間の脳にあるのでしょうか。もしあるとしたら、そこに、先ほどの遺伝子を入れて、光ファイバーを装着すると、人間の脳をロボットみたいに操作することも可能になります。そのような神経は、本当にあると思いますか。2番目、もしそういうものがあるとして、そこの神経にチャネルロドプシン遺伝子を導入することは可能でしょうか。生きている人間に、です。最後に、その人間に対して、その特別な神経だけを光刺激することは可能でしょうか。これが全部できれば、マウスと同じようにその意思を変えることも可能になります。

現実はどうでしょうか。実は全部、不可能です。だからこれはSFなのです。しかし、

SFが現実になるかもしれないのです。今は、一般の人にそのようなことをすることはできません。しかし、ある特別な病気で非常に困っている人に対して、こういうことを行い治療することも可能になるかもしれないのです。人間に対しては荒唐無《こうとうむ》稽《けい》な話ですが、研究が進むと、いろいろなことができるかもしれないということを、お分かりいただいたでしょうか。脳科学はすごいな、と分かってもらえるといいですね。

脳への刺激で治療する

それでは、脳を直接刺激する他の方法はないのでしょうか。それはあるのです。非常に重いうつ病の人に対して、電気けいれん療法というものがあります。ただのうつ病ではなく、自殺願望があったり、自殺を経験して助かった人などが対象で、そういう人を助けるために、頭部に、非常に短い時間、数秒間の強い電気刺激を行うと、脳にてんかん発作が起こります。てんかんを起こすことによって、うつを治すことが可能になるという研究が、前々からありました。でも、誰でも簡単にできるわけではなく、これを行うには、お医者さんの診断と、入院して麻酔をかけて、発作を起こすのです。人工的にけいれんを起こさせるのです。

しかし、これを普通の人にはできません。アスリートの集中力を高めるためなどに、何かこれほどでなくても微小な脳刺激を使えないか、ということがいろいろ研究されていま す。現在、2つのやり方があります。脳に磁気刺激を与えるやり方と、脳に電気刺激を加えるやり方です。実際にはアスリートの集中力を高めるためではなく、刺激を少し緩くして一般的なうつ病を治したり、脳卒中を起こした後のリハビリに使ったり、逆に認知症の人の認知機能の改善に使われることが考えられています。別に薬を飲むわけではなく、脳を軽く電気刺激することによって、治療ができるかもしれないことも、最近、考えられるようになりました。

先ほど述べた重いうつ病の人への電気けいれん療法には問題があって、一時的な記憶障害を起こすことも知られているのです。すなわち、ついさっき覚えたことを忘れてしまうことがある。しかし、そんなことが起こったら大変なので、刺激を少し弱めて行うのですが、この他に、慢性疼痛《とうつう》といって、ずっと痛みが続く、原因が分からない、そういう病気の方の治療に使うことも可能になっています。

磁気刺激と電気刺激は、何が違うかを説明しましょう。脳の表面の皮質に神経細胞があり、そこから軸索が出ています。軸索は髄質の部分です。そうして磁気刺激をすると、こ

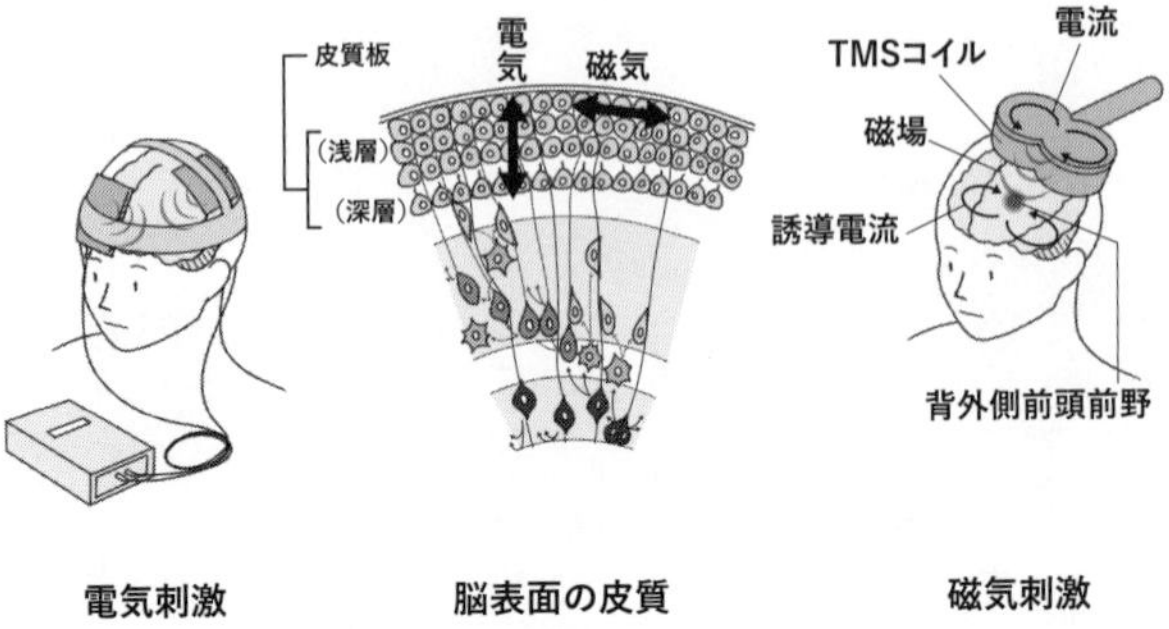

図 4-4　磁気刺激と電気刺激。慢性疼痛、てんかん治療、うつ病の他、リハビリや認知機能の改善に使われている

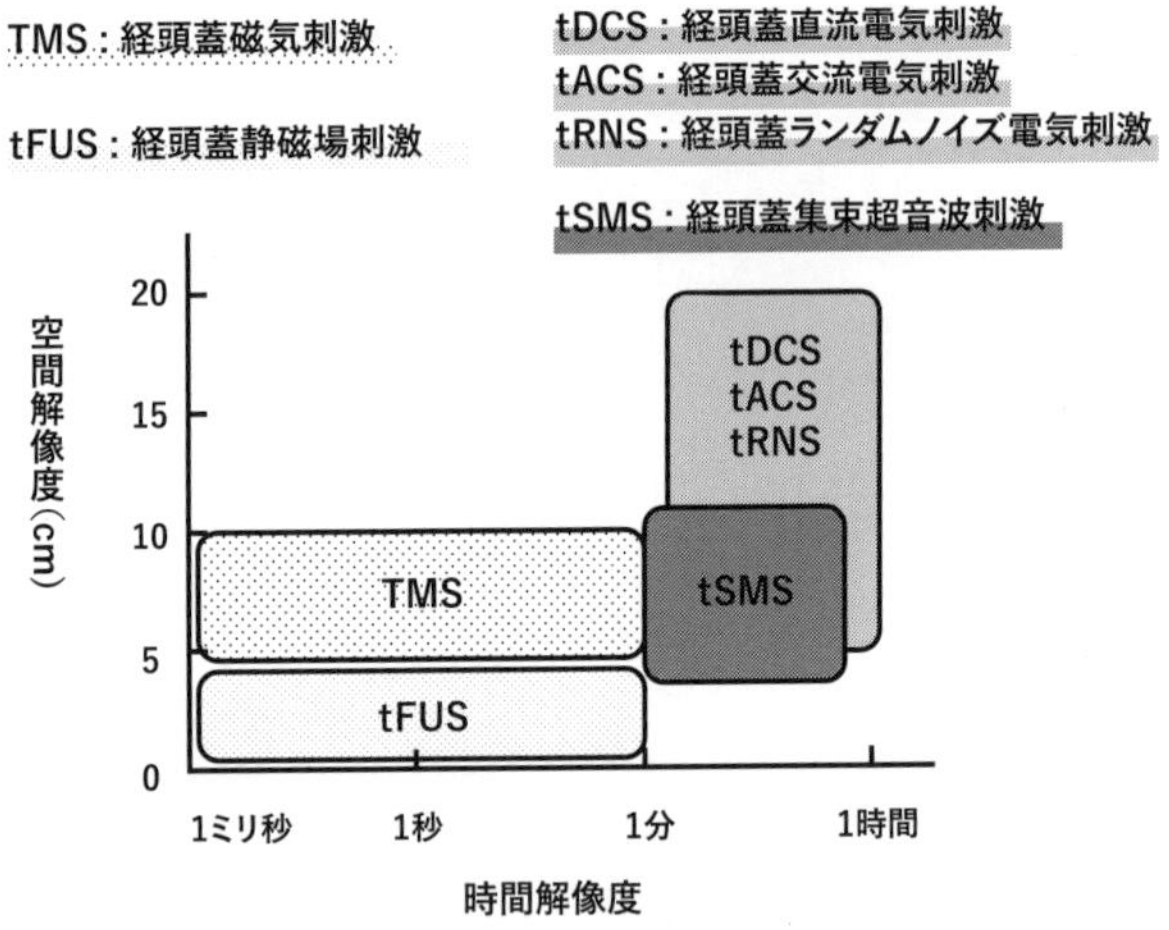

図 4-5　刺激の違い

の脳の表面と平行に刺激がかかるのです（図4－4）。ところが、電気刺激をすると、直角部分に、脳の表面から深部のほうに向かって刺激がかかります。すなわち、刺激する細胞が違うのです。例えば、磁気刺激をすると横方向に刺激がかかりますから、介在神経なども刺激されます。だから、電気刺激と磁気刺激は、違う神経を刺激していることになりますから、もちろん、結果も違うのです。それらを簡便にできるようになり、それぞれ経頭蓋磁気刺激、経頭蓋電気刺激と呼ばれます。経頭蓋磁気刺激は時間も非常に短い1秒以内で行われるものや、せいぜい1分以内で行われるものがあります（図4－5）。電気刺激は、もう少し長い時間、行われます。経頭蓋直流電気刺激というのは、数分ではなく、もう少し長い時間、刺激を行う場合もあります。もちろん副作用はないので、こうやって、いろんな認知機能を改善しようという試みが行われています。

コラム　リベットの不思議な実験

最後に、皆さんに奇妙な研究を紹介したいと思います。

皆さんの意識は神経細胞の作用で生じると考えていますね。当然です。脳がないと、考えることができないからです。しかし、これに疑問を呈した人が、なんと、今から50年くらい

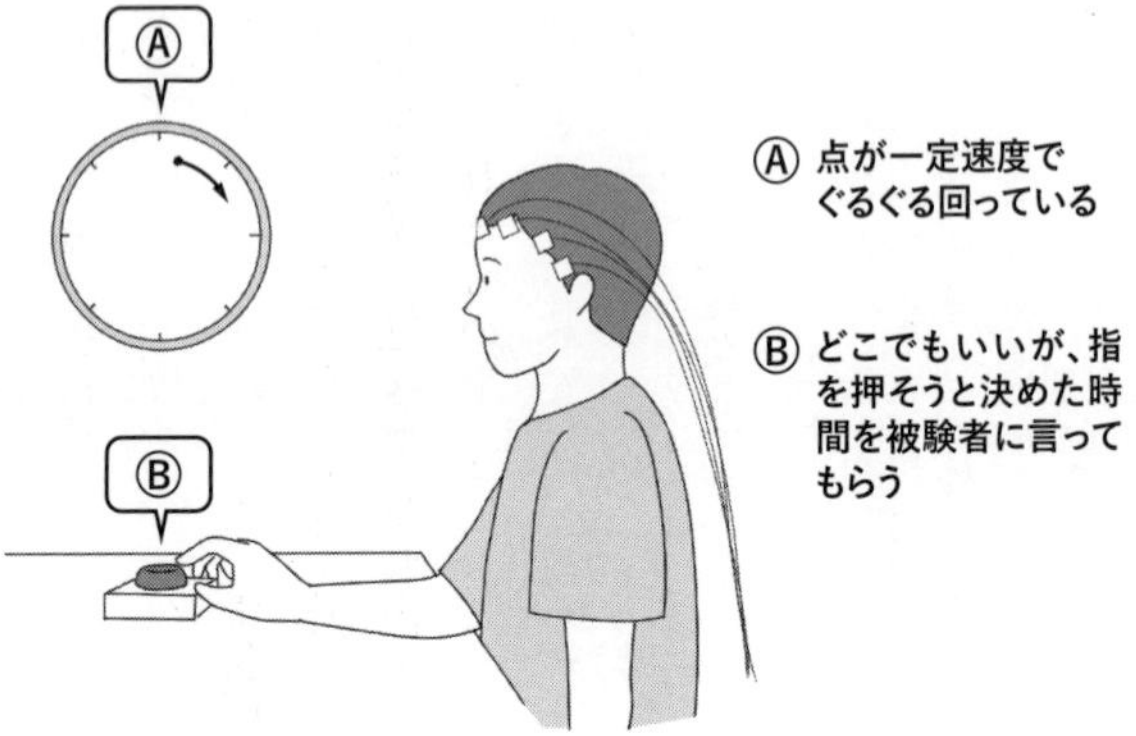
Ⓐ
Ⓑ
Ⓐ 点が一定速度で
ぐるぐる回っている
Ⓑ どこでもいいが、指
を押そうと決めた時
間を被験者に言って
もらう

図 4-6　ベンジャミン・リベットの実験

前にいるのです。それは、ベンジャミン・リベットという人です。

リベットさんは、面白い実験を行ったのです。どんな実験かというと、点が時計回りに一定速度でぐるぐると回るような装置を目の前に置くものです（**図4-6**）。例えば、時計のように、12時、3時、6時、9時のところに印を付けておきます。何をしたかというと、一定時間、ぐるぐる回っているときに、それを見ている人が、ここへきたとき、例えば、3時の所にきたときに、押そうと考えたとします。これはどこでもいいのです。9時に押そうと考えてもいいし、6時のときに押そうと考えてもいいのですが、どこでもいいけど、押そうと考えて、目の前のボタンを押したとします。

そうすると考えてから実際に押すまでに、ちょっと時間がかかります。そのときに脳に電極を置いて、脳がいつ反応したかを見ます。例えば、点が3時のところにきたときに、押そうと思いましたと被験者の人が答えたとします。実際に押したのは、3時を指したときよりはちょっと後です。0・2秒後に押したことが分かりました。そのときに脳はどう動いたのでしょうか。3時を指したときに動いたのでしょうか。それとも3時を0・2秒過ぎた時（ボタンを押した時）に動いたのでしょうか。

実験結果は以下の通りでした。点が3時の位置にくる0・35秒前に、既に脳が動いていることが分かったのです。つまり、人間が押そうと思った、もっと前に、脳が既に動いていることが、このリベットの実験から分かったのです。実に不思議です。つまり、人間の自由意志、つまり人間は、3時の位置に点がきたときに「押そうと思った」という自由意志を持っているわけです。ところが、本人が押そうと思ってボタンを押すのですが、その意思とは無関係に、脳がその前から働いていることが分かったのです。リベットは当時これを見て、人間には自由意志など存在しないと言ったのです。この実験を見ていた人の中には、0・35秒前に人間ではない何か別のもの（神様）が人間を動かしているんじゃないか、などと言った人もいるのです。

皆さんは、この話を聞いてどう思いますか。すなわち、人間の意思決定というのはいつ行われているのか、非常に曖昧ですね。自分は3時のときに押そうと思っているのに、もっと前から脳が動いていたということは、誰がそれを動かしているか、ということなのです。誰の意思が、それを動かしているかということです。よく考えて答えを出してみてください。

皆さん、本章の話を聞いて、脳科学はかなり進んでいると思いませんか。しかし、このようにして研究が行われていくと、やってはいけない研究もあるということも分かってくると思います。こういうことを考えながらいろいろなニュースを見ていただくといいのではないかなと思います。

　あ、ちょっと一言。脳科学の専門家または自称〝脳科学者〟、脳科学の第一人者などとしてマスコミに出ている人は、そうでない人が多いことも知っていてください。作家、川添愛が、アカデミアにおける通説として言及しています。「メディアとかで自ら〇〇学者という肩書を使う人物には、その分野でろくな業績がない怪しい人が多い」。だいたいその通りです！

第5章

バイオマーカー

――病気の診断・予測をもっと便利に

本章ではバイオマーカーの話をしましょう。この言葉を初めて聞く人もいるかもしれませんが、私たちの体調の管理に非常に大切なことなのです。それは、特定の病気になりやすい人はいるかという話題です。それでは、どうしたらその人が分かるかという点が問題になります。どう判定しますか？　対象がうつ病だったら、どうしますか。

†血液検査でここまでわかる

一番簡単なのは血液検査です。つまり血液検査で病気が分かるとよく言います。例えば、血液検査の項目にはＡＳＴとかＡＬＴ、ガンマＧＴＰ、アミラーゼ、いろんなことが書いてありますね。これで何が分かるかというと、例えばＡＳＴ、ＡＬＴでは肝炎かどうかが分かるといいます。特にウイルス性肝炎に感染すると肝臓の細胞が壊れるのですが、そうすると肝臓から血液中に何かが出てきます。その出てくるものはＡＳＴまたはＡＬＴという酵素です。血液中のＡＬＴとかＡＳＴが上がっていれば、肝臓の細胞が壊れているということが分かります。

特に同じ肝臓が壊れる場合でも、ウイルス性の肝炎の場合とアルコール性肝炎の場合は違います。お酒の飲み過ぎで肝臓が悪くなる場合には、同じ肝臓からでもガンマＧＴＰという酵素が血液中に流出してきます。またアミラーゼという酵素の値が高かったら、アミラーゼは主に膵臓《すいぞう》に存在するので、膵臓の問題が指摘できます。大酒のみで膵臓が壊れるアルコール性膵炎などでは、血液中にアミラーゼの活性が高くなることが分かっています。

このように、特別な臓器が侵されていることは血液検査で分かります。有名なものは心筋梗塞《こうそく》です。急に誰かが倒れた。心筋梗塞か脳梗塞か分からない。そういうときに血液をちょっと採ってみると、例えば血液中にトロポニンTという心臓タンパク質が出ていると心筋梗塞だということが分かるのです。もちろんCTとかMRIを撮れば脳かどうかが分かるのですが、このように簡単な血液検査で分かることがたくさんあるのです。

†血液バイオマーカーって何ですか

これら血液検査の値は、現在のヒトの症状と関係があります。特にある病気・症状と相関があることが分かります。しかし将来どうなるかということは分からないのです。この例のように、何かで病気を判定する、これをバイオマーカー（生体指標）といいます。だから、現在ではなくて将来ある病気にかかりやすい、そういうものもバイオマーカーと呼びます。そうすると、バイオマーカー分野は大きな資金源になることは分かりますね。多くの企業がバイオマーカー探しに躍起になっているのも、お金がかかっているからです。

ところが何が問題かというと、からだの病気はよく分かるけど、脳の病気、特に心の病にはなかなかバイオマーカーがないことなのです。本章で話題にするうつ病を、血液を採って予測することはまだできていないのです。

バイオマーカーの目的は、もちろん病気の診断・予測です。ところが病気の診断だけでなく、将来こういう病気になりやすいということも分かるかもしれないし、もっと言うと何かを測定することによって病気の進行が早いか遅いかとか、病気の予後が良いか悪いか、すなわち、だんだん悪くなる病気なのか、そうじゃないのか、そういうことまで分かるはずなのです。このように、治療の指標（モニタリング）としてのバイオマーカーも重要になっています。

†それ以外のバイオマーカー

バイオマーカーというのは血液だけではありません。前項でお話ししたのは分子バイオマーカーといって、血液中のある物質を調べるものです。例えば、疾患の予測をする場合、遺伝子を調べるという場合もあります。もう1つは、例えば先ほどお話ししたＭＲＩとか

CTみたいに、脳の画像を見て何かを判定するということも可能です。そういうものをイメージングバイオマーカーと呼びます。だからバイオマーカーというのは健康にとって非常に重要で、しかも薬屋さんにとってみるとお金になるものなのです。

ちょっと有名な例をご紹介しましょう。それはがんのバイオマーカーです。がんという病気は非常になりやすくて、有名な方ががんで亡くなったというニュースがよく聞かれます。簡単にご紹介しますと、男性と女性ではがんのかかりやすさも違います。男性では肺がんが一番多くて、その数がぐっと21世紀に入って伸びてきたのです。反面、胃がんの数は今から50年前、100年前からあまり変わらないのです。ところが大腸がんの数は、どんどん上昇してきた。肝臓がんも上がってきた。男性特有の前立腺がんも最近多くなってきました。

一方、女性はというと、女性もいろんながんにかかります。肺がんもあるし、大腸がんもある。胃がんは男女同じです。これらが多いのですが、女性特有の乳がん、子宮がん、卵巣がんも21世紀になってじわじわと数が増えてきました（注：乳がんは男性でも発病します）。

年齢別にどういうがんにかかりやすいかを調べてみますと、厚生労働省のデータによれ

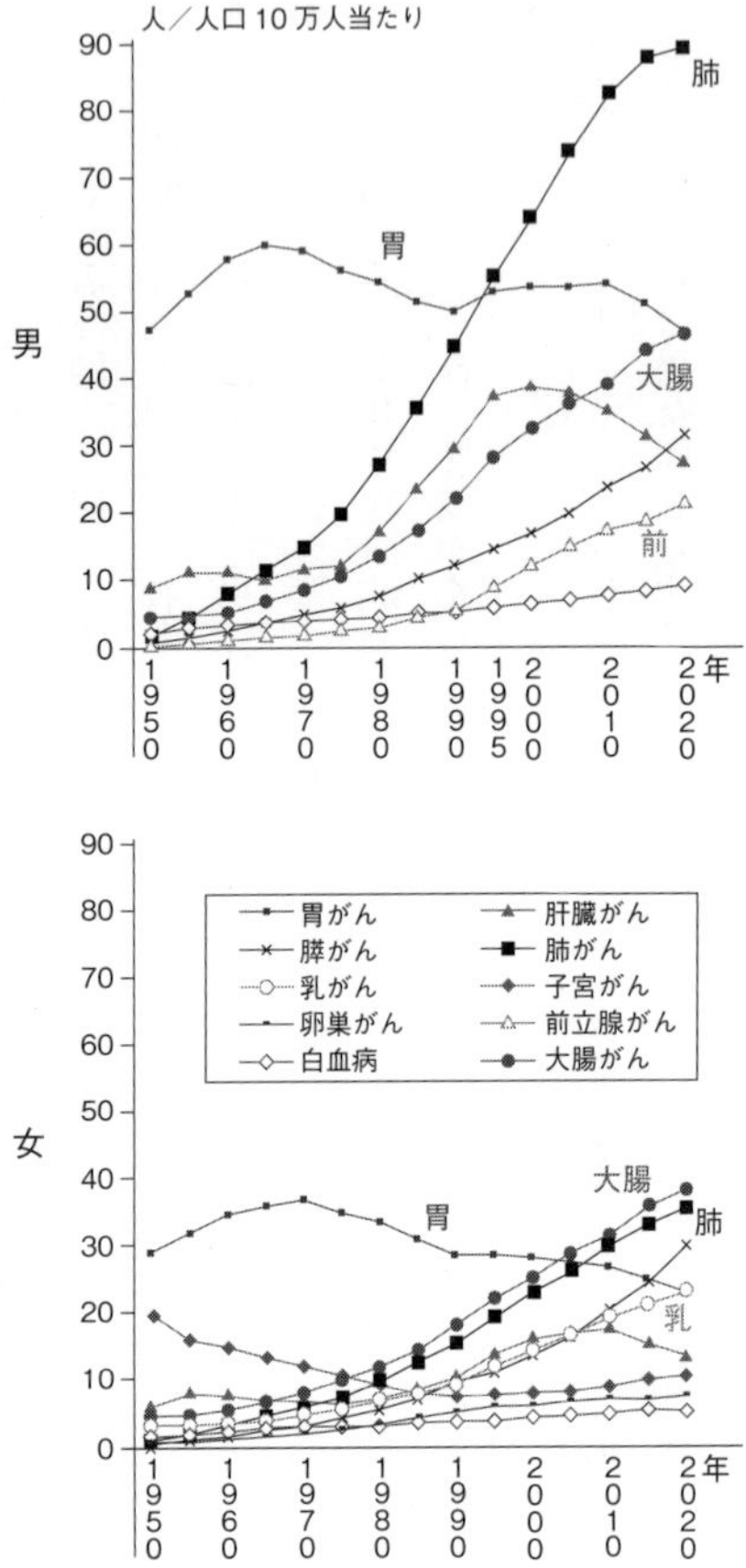

図5-1　主な部位別がん死亡率の推移。注：肺がんは気管、気管支のがんを、子宮がんは子宮頸がんを含む。大腸がんは結腸がんと直腸がんの計。厚生労働省「人口動態統計」より

ば（図5－1）、とにかく年を取れば取るほどがんになりやすくなるのが一般則です。だから最近がんが増えたのは人間の寿命が伸びたから、と言ってもいいのです。ところが若い人もがんになる場合があります。何かというと、それは女性の乳がんや子宮がんです。乳がんも40歳台半ばから非常に多くなっていますし、子宮がんも50歳くらいが一番多いのです。

このように年齢によっていろいろながんが発生することは皆さん知っていると思います。それではどのがんに侵されているかを、どうやって調べるのでしょうか。バイオマーカーがあるといいですね。典型的なものは女性の乳がんです。乳がんには遺伝性のものが数パーセントで、その他は、なぜ乳がんになるか分からないという後天的なものです。

†アンジェリーナ・ジョリーの遺伝子変異

遺伝性の乳がんで一番有名なのはＢＲＣＡという遺伝子です。アンジェリーナ・ジョリーという女優さんがこの遺伝子変異を持っているということで、ご自分の乳房を取り去り、その後、卵巣も取ったという話を聞いたことがあると思います。ＢＲＣＡ遺伝子は乳がんの典型的な遺伝子で、その変異があると病気になる確率が高くなることが分かっています。

ＢＲＣＡには異なる2つの遺伝子があり、ＢＲＣＡ1が変異する場合とＢＲＣＡ2が変異する場合があります。それぞれ変異の種類によって、予後が違うということも分かっています。

ところが、それ以外の遺伝子の変異でも乳がんになったりするのですね。家族歴がある乳がん・卵巣がんの人を調べた日本の例だと、ＢＲＣＡ1陽性（17パーセント）、ＢＲＣＡ2陽性（13パーセント）で、それ以外も圧倒的に多いのです。また一般日本人女性の生涯罹患率は、乳がんが9パーセントで、卵巣がんが1パーセントです。ところがＢＲＣＡ1変異があると生涯乳がん発症率は46〜87パーセントと上昇します。ＢＲＣＡ2変異では38〜84パーセントです。一方卵巣がんでは、生涯発症率がＢＲＣＡ1変異で39〜63パーセント、ＢＲＣＡ2変異で16・5〜27パーセントとこれも上昇します。ＢＲＣＡの遺伝子変異は、それイコールがんではないものの、罹患確率が上がるのは間違いありません。

また乳がんにもいろいろなタイプがあって、例えば乳がんの人の細胞を採ってみてどんな遺伝子が発現しているかを調べることができます（図5-2）。乳がんの人の4割はエストロゲン受容体という遺伝子が核の中に発現しています。また、細胞質の中にはプロゲステロン受容体が発現しています。両方とも女性ホルモンの作用に関係する遺伝子ですが、

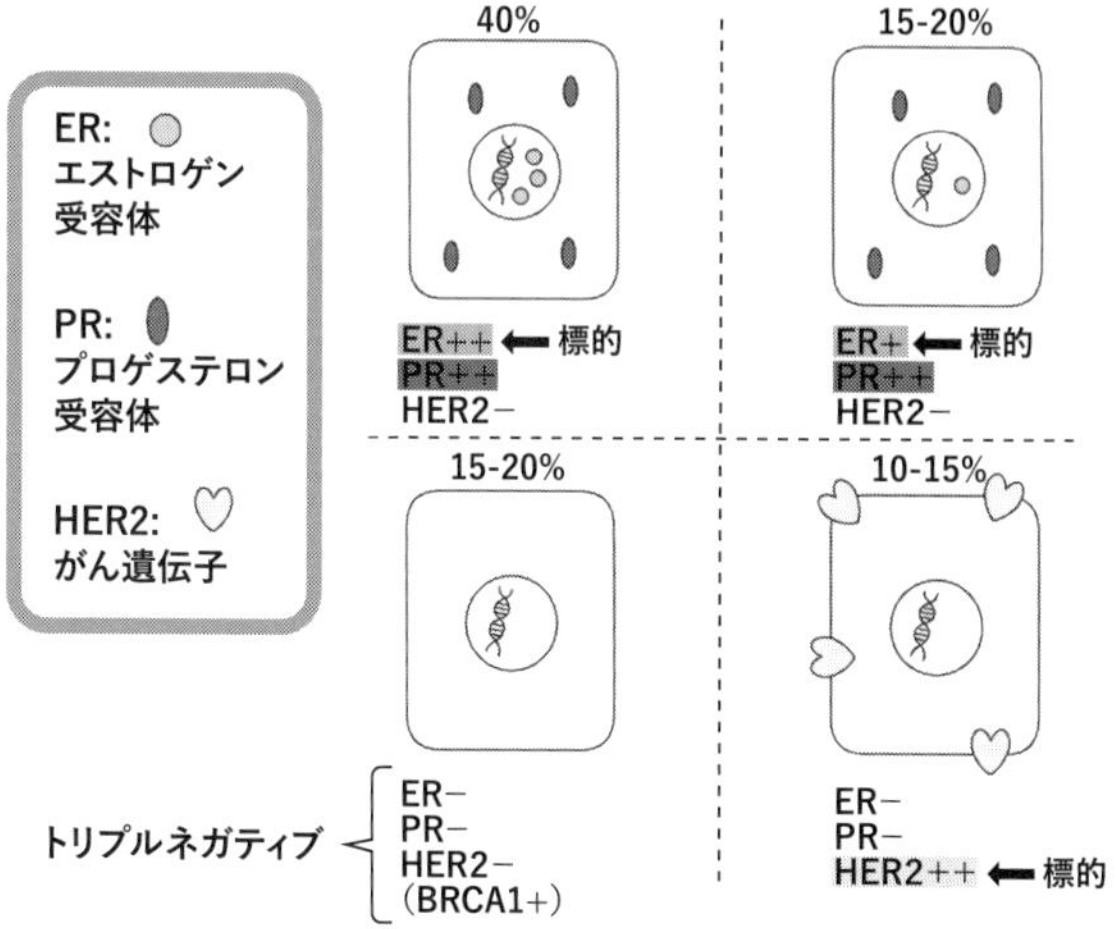

図 5-2　乳がんのタイプ

人によってそれぞれの遺伝子の発現量が違うことも分かっています。そうすると、それを標的にして治療することも可能になるのです。

一方、日本の乳がんの15〜20パーセントでは、核の中にあるエストロゲン受容体の発現がちょっと弱く、細胞質のプロゲステロン受容体はちゃんと発現しています。ところが、日本人の乳がんの1割〜1・5割は全く違う乳がんなのです。それはエストロゲン受容体もプロゲステロン受容体も発現していないが、細胞膜にHER2という細胞増殖に関わる遺伝子が発現しているのです。残り15〜20パーセントは、HER2もエストロゲン受容体もプロゲステロン受容体も出ていないものです。3つとも発現していないのでトリプルネガティブ乳がんと言います。トリプルネガティブだと標的遺伝子がないので、その遺伝子に効く薬が治療に役に立ちません。つまりこの型の乳がんは一番治療しにくいのです。こういう場合は、放っておくと予後が良くありませんが、化学療法すなわち抗がん剤が効くと言われています。

だから同じ乳がんでも、どういう遺伝子が発現しているかを調べないと、治療効果も上がりません。バイオマーカーとしていくつかのものを調べないと、どういう種類のがんなのかが分からないのです。最近よく使われているのが腫瘍《しゅよう》マーカーです。簡単に血液とか尿を採って、そこに特定のがんに特異的なものが検出できればがんの種類を調べることもできるし、がんがどれくらい進行しているかがわかります。腫瘍マーカーというのは血液で調べることが可能です。ある特殊ながんだけが作る物質が血液中に出ているのです。ところが注意しなければいけないのは、ある特定のがんで高値を示すものもありますが、全てのがんでいつでも高いものもあるのです。ものによって違うのですね。

†がんとは何ですか

若い読者の方はあまり注意して見たことがないかもしれませんが、血液検査の項目に必ず腫瘍マーカーがあります。腫瘍マーカーのうちAFP（アルファフェトプロテイン）というのは、肝細胞がんに多いといわれています。またCEAというマーカーは大腸がんなどいろいろながんに満遍なく出現します。一方PSAは、男の人に特徴的な前立腺がんに特異的なもので、この値が高くなると前立腺がんの恐れがあるので、検査をしたり治療しないといけなくなります。乳がんに特徴的なCA15-3というマーカーもあります。こうやって血液検査を行えば、ある程度どういうがんにかかっているか、またはなりそうかなどが分かるのです。

究極の質問は、「がんとは何ですか」ですね。本章ではあまり詳しい話はしませんが、がんというのは遺伝子変異が細胞で起こり、細胞が特別に増えやすくなっている状態です。どういう遺伝子が変異しているか、いろいろ調べると面白いことが分かってきたのです。がんの発生に効いている遺伝子をドライバー遺伝子と言います。がんとは無関係に変わる遺伝子をパッセンジャー遺伝子と呼びます。大切なのはドライバー遺伝子です。つまり、がんに直接関係ある遺伝子を調べなければいけないのです。だから生検といって怪しい組織を採って、その中の遺伝子に遺伝子異常がないかを調べるのです。

一番有名ながん遺伝子はP53という遺伝子です。P53は全てのがんの半分くらいで変異を起こしています。これはどういうことかというと、P53は正常なからだの中では、がんを起こさないようにしている遺伝子です。がんを起こさないように見守っている遺伝子が駄目になるとがんになってしまうのです。

その他に、全てのがんの3割くらいで変異しているβカテニンという遺伝子や、ARID1Aという遺伝子があります。後者は、クロマチンリモデリングという遺伝子のオン、オフに関係する遺伝子です。こういうものがドライバー遺伝子として変異するとがんになりやすいのです。

†非侵襲的方法での予測

つまり、がんかどうか調べるときに、血液を採ったり、細胞を採ったりするのは、これは結構大変なことです。からだにも負担がかかります。一方、非侵襲的な方法、つまりからだにメスを入れたりしないで、調べることができないかという考えが出てきました。

例えば、病気かどうかが声で分からないでしょうか。もし分かったら驚くべきことでしょう？　こういう場合、お医者さんや研究者ではなくて、全く異分野の人が研究に参入してきているのです。

例えば、アルツハイマー病が声で分かるかどうかも調べられています。よくいるでしょう、学校の先生が生徒に「そこの男子、あれ取ってきて」などと子どもの名前が出てこなくて、「それ」とか「あれ」とか、よく言われませんでしたか？　このように名前がすぐ出てこないのはアルツハイマー病の前兆ではないかと言われているのです。そこで、話している人の言葉をＡＩで解析したところ、１つの文が短くなり、語彙が少なく、「あれ」とか「これ」とか言うようになるそうです。こうなると認知症の前触れではないかというような研究も、もう既に行われています。自分の言葉がＡＩで解析されるとは、怖い時代ですね。

うつ病でも、この声での判定研究が行われています。話している声を録音し、音の波形を解析すると、うつ病の人の声は音の波形にあまり差はないが、話す声の速度や声の強弱に変化が少ないことが分かりました。つまり喜怒哀楽があると変化が強いのですが、うつになると平坦になるということが分かりました。

現在行われている有名な研究のもう１つは、新型コロナウイルス感染を声で発見するというものです。遺伝子や抗原検査をしないで、話す声で分からないかというのです。すなわち、話しているときに息が切れることを感知して、ＡＩが慢性呼吸器疾患を予測することができるのではないか。例えば、マスクをしてゴホゴホと咳をする人がいますね。そういう、せき込む音などを研究して、コロナなのか、普通の風邪なのかということを判定することも可能になるのです。

今、はっきりと声で病気が分かるのはパーキンソン病という病気です。この病気は、老人がかかる病気で、話し方が少し遅くなるとか、言葉がすぐ出てこないということが分かっています。声分析で病気を診断するのは、患者の負担が少なくリモートでも可能なので、よい試みですね。その他に声を使ったものでは、認知症やうつ病の他に、自閉症スペクトラムについても研究が行われています。

これは笑い話なのですが、皆さん、最近のコンピューターで、自分の声に反応して、自動的にテレビをつけたりする機器がありますね。例えばアレクサです。そういうときに、「アレクサ、おはよう」と私が言うと、コンピューターが声に反応して「おはよう」と答えてくれるのですが、そのときに私の声を聞いて、「あなたはコロナに感染しています」と言い返してくれる時代が来るかもしれないのです。ちょっと怖いですね。

†期待される行動バイオマーカー

このようにして、声を調べることを行動バイオマーカーと呼びます。行動バイオマーカーには声だけではなくて、例えば顔の表情を解析するとか、言葉、語彙《ごい》を解析するものも含まれます。

最新のデータをちょっとご紹介しますと、『Lancet』という有名雑誌に発表されたものです。Apple Watchなどのウェアラブルデバイスはご存じですね。時計みたいなものをからだに装着して1日の行動を観察します。ウェアラブルデバイスによって新型コロナウイルスに感染したかどうかを調べるマーカーとして何が一番信頼できるかということを調べた研究があります。例えば、心拍数も変わるし、呼吸速度も変わるし、体温も変わりますが、一番コロナ感染に関係あるのは心拍数の増大だという結果がもう既に出ています。

問題は、心拍数が増えたのは、本当にCOVID-19、すなわち新型コロナ感染に特異的なのか、インフルエンザなど他のものでもそうなるのか、また風邪でもそうなるのかという疑問です。これが証明できるようになれば、単純な時計を装着しているだけでどういう病気かが分かる、そういう時代が来るはずです。この話は先のことではありません。研究者もさるもので、ちゃんとインフルエンザの感染者と新型コロナの感染者を比較して研究しているのです。そうすると、ウェアラブルデバイスだけではなく、先ほど話した声分析と合わせて、本当にコロナに感染しているかどうかを判定する非侵襲的方法はもうすぐ確立されるかもしれない。すごいことですね。

†近未来センシング技術

非侵襲的感染判定ができると、もっとすごいことまで可能になりそうです。感染者はもちろん、ひょっとして無症状の感染者も判定できるかもしれないでしょう。皆さん、時代は進んでいると思いませんか。だから、今後の病気の研究というのは、病気をどう判定するかというバイオマーカーの探索と、病気未満の人（将来なる人、なりやすい人）を見つける未来バイオマーカーも視野に入っていることがお分かりになると思います。

でもこれで安心してはいけません。世の中はもっと進んでいるのです。どういうことかというと、リモートセンシング技術を使って、遠く離れた人でもそういうことが分からないか。そうすると、お医者さんが近くにいなくても、遠く離れて1人だけで住んでいる人の声とかそういうものだけを解析するだけで、病気が判定できるなどということもできるかもしれないのです。先ほど挙げた病気の他に、失語症などの診断も可能になるはずです。また眼科のお医者さんが、スマホで撮影した目の写真を見て病気の診断をすることも可能になります。

もう1つはリストウォッチだけでなく、手首以外の所に何かつけておいたほうがもっと分かるかもしれません。熱を測るのなら額につけていたほうが良いはずです。だから、皮膚パッチといって、皮膚に何かをぺたっと貼り付けておいて体調を調べるなども可能です。もっとすごいことも考えられています。眼鏡にコンピューターを埋め込んでおき、眼鏡をつけている人は眼鏡をつけているだけでその人の体調が分かるという研究も行われているのです。

†呼気でこんなことまで分かる

もっと他のバイオマーカーで、興味深い点をご紹介しましょう。例えば皆さん吐いた息を採って、その呼気をコンピューターで解析する研究も行われています。現在のところ、呼気を解析するのはアルコールだけです。運転している人が、お酒を飲んでいるか、飲んでいないかというのは、呼気からアルコール分を検出すれば分かります。しかし呼気からはそれ以外のことも分かるのです。例えば、たばこを吸ったかどうかも、呼気中の一酸化炭素を調べることで分かります。

もっと面白いこともあります。例えば胃にピロリ菌がいるかどうか。ピロリ菌がいると胃がんになりやすくなるわけですが、ピロリ菌がいるかどうかを二酸化炭素で調べることができます。なぜかというと、検査薬として尿素を飲むとピロリ菌が持つウレアーゼという酵素が尿素を分解し、二酸化炭素が出てきます。結果的に、ピロリ菌がいると二酸化炭素を多く呼気から排出するようになるのです。これもすごいですね。

あとは、ぜんそくを一酸化窒素で調べることも可能になります。ぜんそくになった人というのは体内で炎症が起こっていますから、炎症の所に好酸球という白血球が寄ってきます。その好酸球によって一酸化窒素が増えてきます。そうすると、呼気を分析することでぜんそくかどうかが分かるのです。

もう1つは乳糖不耐症です。これはご存じですか。牛乳が飲める人と飲めない人がいるのはご存じだと思います。アジア人はあまり牛乳をたくさん飲めないのです。中国料理とかタイ料理に牛乳を使ったものが少ないのは、アジア人は牛乳を分解できないためです。特に、その中の乳糖が分解できないと言われています。それを、どうやって判定するかというと、飲んだ後、だいたいの日本人は乳糖を分解できます。しかし飲めない人というのは、牛乳を飲むとすぐ下痢になったりするのです。乳糖を分解できないのです。その人たちが飲んだ牛乳は腸へ行き、腸内細菌が分解するのです。腸内細菌が分解して発酵すると水素ガスが出てきます。そうすると、乳糖不耐症の人の呼気から水素ガスが出るため、乳糖不耐症かどうかが判定できるのです。

†アタマのバイオマーカー

ここからメインテーマに移ります。それは頭の良さを調べることができるかどうかです。つまり、頭の良さのバイオマーカーはあるか。興味あるでしょう。脳の研究は世界各地で行われています。脳を画像で撮った研究も世の中にいっぱいあるのです。そこで、なんと12万人の脳のデータから分かってきたことがありますから、ご紹介しましょう。

それは脳の構造です。脳の一番外側にあって神経細胞がある皮質の部分（灰白質といいます）の大きさは、知能に比例するのでしょうか。また年齢によって薄くなったり、厚くなったりしているのでしょうか（**図5－3**）。実は皮質は、子どものときからだんだん厚くなるのです。面白いことに、賢い人（IQが高い人）はこの厚みが青少年になるときに減っ

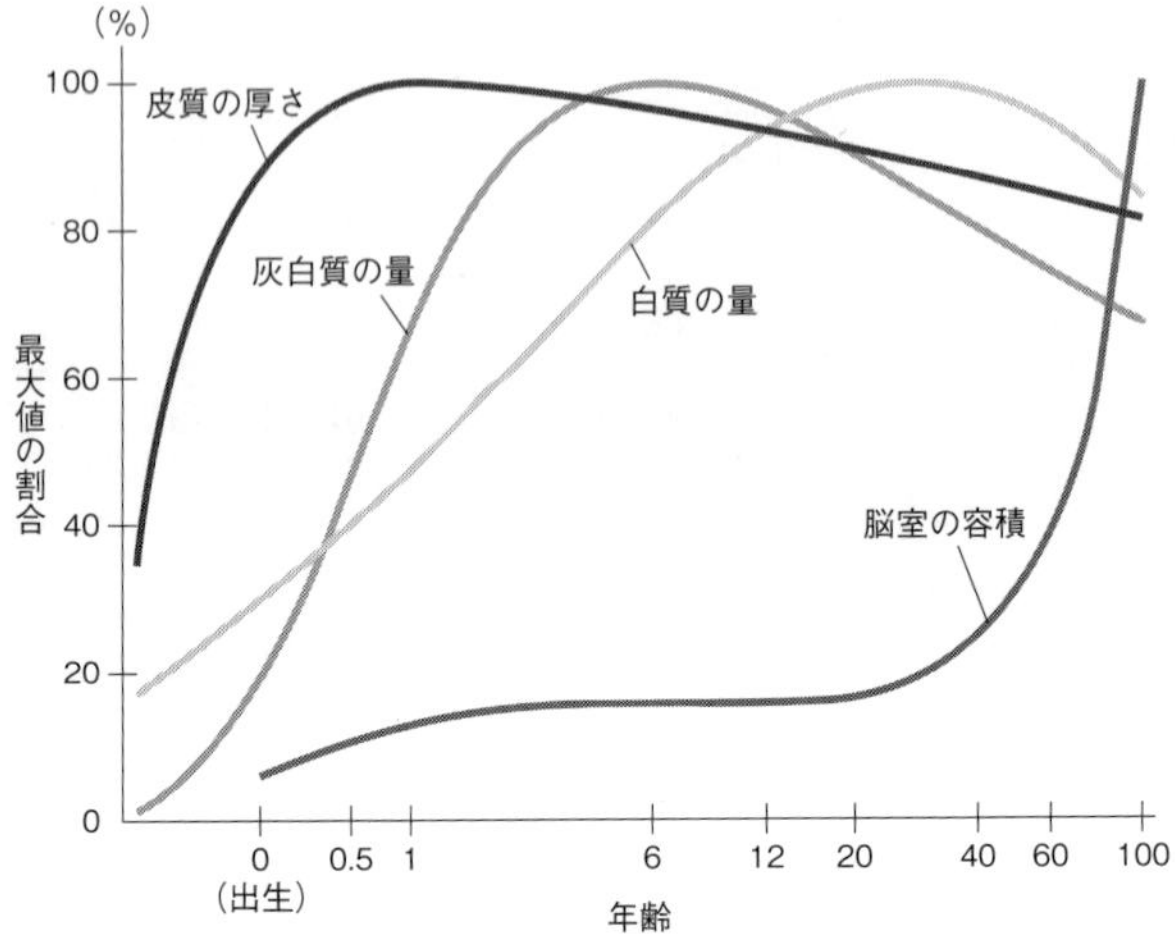

図 5-3　脳の構造変化。Brain growth charts, discovery gap – the week in infographics *Nature*（2022）April 12.

てくるのです。脳が薄っぺらくなるのですね。これがどうやって分かったかというと、知能の高い子どもとそうでもない子どもを比較した研究があるのです。飛び抜けて知能の高い子どもでは、15歳から20歳にかけて急激に減っていくことが分かっています。つまり賢い子どもほど、神経細胞の入っている灰白質が薄くなっていくことが分かりました。「ペラペラの頭」というのは決して相手をバカにした時に言ってはいけません！

細かく見ると、神経細胞の部分（灰白質）の厚みは大体5、6歳でピークになり、5、6歳からだんだん減ってきます。逆に白質と呼ばれている灰白質のすぐ下にある部分（神経線維が走っている箇所）は年をとるにつれだんだん厚みを増してきて20から40歳くらいでピークになり、また減ってきます。年をとるにつれて多くなってくるものは脳室の容積です。脳の中にある脊髄液が入っている部分です。これは年齢とともに40、60、80歳になるに従って、どんどん大きくなってきます。以上のデータはすべて欧米人のものなので、日本人はどうかとか心配になりますね。本当はアジア人でも同じかどうか調べる必要があります。脳は大きければいいかというと、そういうものでもないのです。

そこで、最新の研究ですが、脳の大きさに関係する遺伝子はあるか、という点です。つまり、脳のいろいろな所に発現している遺伝子で、脳の大きさに関係する遺伝子を調べた研究が2022年に発表されました。その結果、私たちの記憶に関係する海馬でアポEという遺伝子が大きさに関係していることが分かってきました。海馬とは左右に2つずつある小さい部分です。またアポEという遺伝子は、アルツハイマー病の発症を予測する遺伝子です（第1章参照）。

こういう話をすると、脳画像を見ただけで知能が予測できるのではないか、大学入試の代わりに脳画像を提出させたらどうか、などという極論が出てきてもおかしくありません。

しかし、これは誤りです。動いていない脳を見ても、頭の良さが分かるはずがないからです。しかし大脳皮質の薄さと賢さには相関があります。相関があるが因果関係があるかどうかは分からないのです。だからヒトの脳画像を見ても、人間のどのような能力に関係があるのか、数学ができるのか、運動ができるのかも分からないし、何度も言うように動いていない脳を見て過去の犯罪が分かるかというと、そんなはずはありません。

†心のバイオマーカー

特に頭の良さの研究はあまり進んでいないのです。なぜなら、頭の良さというのはいろいろありますからね。数学（計算能力）もそうだし、言語能力もそう、相手の気持ちを忖《そん》度《たく》するのも1つの能力です。音楽、運動もそうかもしれない。何よりもそれらを速く行うのも知能の一面です。そうするとやはり脳の研究で喫緊の問題は、困っている人を助けることですね。そういう意味で認知症や精神疾患の研究が一番行われているのです。

そこで心の病気のバイオマーカーがないか、遺伝子を調べたり、血液を検査したり、脳画像を見ることで心の病気は分からないでしょうか（図5-4）。非侵襲的検査としての脳画像は、今、注目されている研究分野です。ＭＲＩやＣＴ、光トポグラフィー（脳の血流を見る方法)、脳波などです。心の病気ですから性格テスト、認知機能テスト、記憶テストも必要かもしれません。

最初に、手っ取り早い血液検査について、最新事情を紹介しましょう。血液検査で気分が落ち込んでいるか、気分が高揚しているか分からないでしょうか。これは誰でも考えることです。ここ1、2年の研究（九州大学、広島大学、鳥取大学の共同研究）で、うつの血液バイオマーカーがないかが探索されました。つまり、うつ病の人の血液中に何かが増えているとか、何か足りないものはないだろうか。また患者のうつが治ったときに、血液マーカーが変わっていないか、などです。

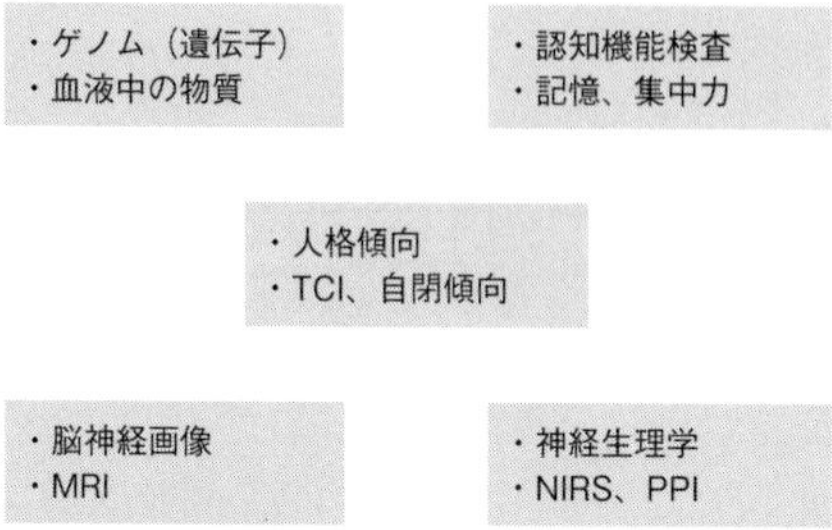

図5-4　心の病気のバイオマーカー

　最初は動物実験の結果が報告されました。例えば強いマウスと弱いマウスを同室にしておくと、強いものが弱いものを攻撃します。そうすると、弱いマウスはうつ病に似た症状になり、暗い所から出てこなくなります。そういうときに血液中の分子に何か変化したものがないかを調べるのです。その物質が人間のうつでもどうかを調べなければいけません。

その結果、なんと血液中のトリプトファンというアミノ酸とキヌレニン、セロトニンという物質が、うつ状況で低下していることが分かってきました。トリプトファン、キヌレニン、セロトニンは、何と1つの代謝経路に関係していることが分かってきました。

どういう経路かというと、**図5－5**を見てください。

私たちが食べたタンパク質が分解されてアミノ酸になります。その中でトリプトファンという物質に注目が集まりました。トリプトファンはその後どうなるかというと、いくつかの経路に分かれて代謝されていくのです。1つの経路ではキヌレニンという物質に変わり、その後、ニコチンアミド（ナイアシンアミド）などの必要な物質が作られていきます。もう1つの経路では、トリプトファンはセロトニンという物質に変わっていくのです。セロトニンという名前は聞いたことがありますね。人間の気分に一番関係している物質で、うつ病では減少することが知られている物質です。これらから、このトリプトファン代謝経路は大事なのではないかと気づいたわけです。

海外では、大規模研究でうつの人の血液を網羅的に調べて、うつ病に特徴的なものがないか探すという腕ずくの研究も行われました。その結論は出ているのです。実はリン酸エ

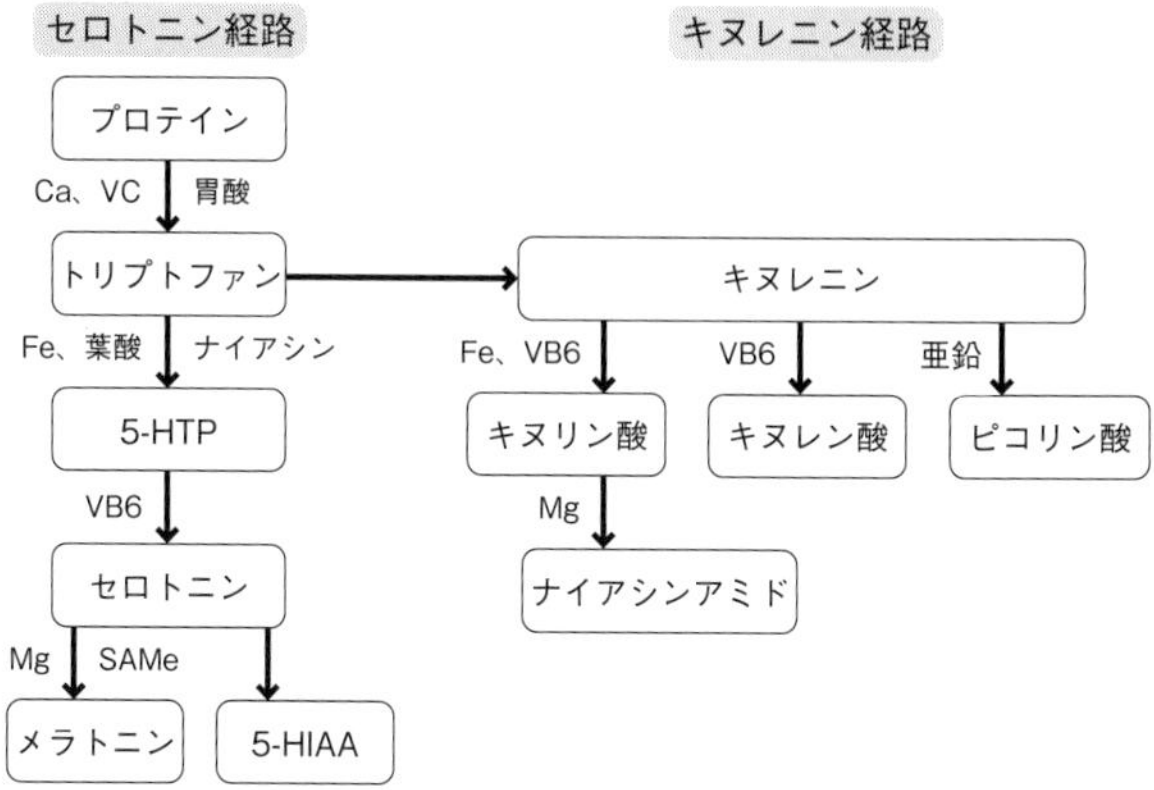

図5-5　キヌレニン経路とセロトニン経路

タノールアミンという物質がうつ病の人の血液で減っていて、その人のうつが治ったときには、また元通りに増えているということが分かりました。これは一見、うつに直接関係する物質ですね。

アメリカ人研究者は、この発見後、すぐに会社をつくって何かをして儲けようとしたのです。皆さんだったらどうしますか。普通はこのリン酸エタノールアミンを検出する会社をつくるとか、検出キットを売り出すことを考えますが、それでは大金持ちにはなれません。アメリカで考えられたのは、うつ病でこの物質が減るのですから、これをサプリメントで売り出し、うつ病の人に買ってもらったらいいわけです。サプリでうつが治ったらいいではないですか。たくさん売れれば儲かるし、というわけです。こういうところに頭が回るんですね、海外の人というのは。でも効くかどうか分かりません。これを飲んでも、からだの中に入るかどうかまだ分かっていないわけだし、どんなうつに効くのかも分かっていないからです。しかし、すぐそういう考えが出てくるというのは、すごいですね。

†心のサプリ

そこで、面白い研究がいろいろあります。皆さん、インターネットでうつ病に効くサプリメントというのを調べてみてください。心の安定に関わる栄養分として、どのようなものが売られていると思いますか？　私がぱっと調べたところ、ビタミン、食物繊維、ミネラル、特に鉄分、タンパク質とか、アミノ酸などがいろいろ出てきました。あと葉酸という物質もありました。葉酸とビタミン、何か関係がありませんか。思い出してください。先ほど私が**図5－5**でお話ししたトリプトファンからキヌレニンへ行く経路、トリプトファンからセロトニンに行く経路、これらの経路を見てみると、その途中に葉酸やビタミンB6（VB6）という名前が入っているでしょう。

トリプトファンがセロトニンに代謝される最初の過程で葉酸が必要です。まだ他に、ビタミンも必要になります。結局、ビタミンB6とかビタミンCが、これらの反応に必要だということも分かります。そうするとあながちサプリメントを作っている会社は、ただ漫然と作っているのではなく、やっぱり少し考えて薬を作っていることがお分かりかと思います。

何といっても、うつ病をインターネットで引くと一番多く出てくるキーワードがセロトニンなのです。なぜかというと、セロトニンは脳内で減るとうつ病になり、増えるとうつが治るという非常に有名な物質だからです。セロトニンを増やす薬がうつ病の代表的な治療薬になっています。

セロトニンは、ちょっと調べると「幸せホルモン」という名でよく表現されています。減るとうつだけではなく不安神経症にもなる可能性がある。増えると安心しよく眠れる、だから幸せホルモン、などと書いてあるのです。

なぜこういうことになったかというと、実はこのセロトニンの発見は精神医学の大発見の1つなのです。簡単に説明しますと、昔、ガイギーという会社があって、いろいろな薬を作っていたのです。たまたま統合失調症の治療薬としてイミプラミンという物質を合成したのです。薬屋さんですから、今まで統合失調症に効いていた薬クロルプロマジンによく似たものを合成したのでした。このイミプラミンという新薬を統合失調症の患者に与えてみたところ、残念ながら統合失調症の患者さんは良くならずに余計悪くなってしまったのです。せっかく作ったのだからということで、うつ病の患者さんに投与したところ、何とうつ病の患者さんが急激に良くなったという発見がありました。

そこで今から50年以上前に生化学者のアクセルロッドが、なぜイミプラミンがうつ病の患者さんに効くかということを調べてみたら、脳の中でセロトニンやノルアドレナリンの量を増やしているのではないかということが分かりました。結果的にこの業績でアクセルロッドはノーベル賞を受賞したのです。なぜノーベル賞か。それは、人間の気分が物質によって左右されているのではないか、という発見だからです。それまで心の病気は、神様か何か訳の分からない霊的なものによると言われていたのですが、精神疾患は物質によって起こるかもしれないことが、この研究によって明らかになりました。

†うつのモノアミン説

事情を簡単に説明しますと、神経伝達物質というのは神経の末端から出される物質で、次の神経細胞にある受容体に結合しイオンチャネルからイオンが入ってきて、結果的に電

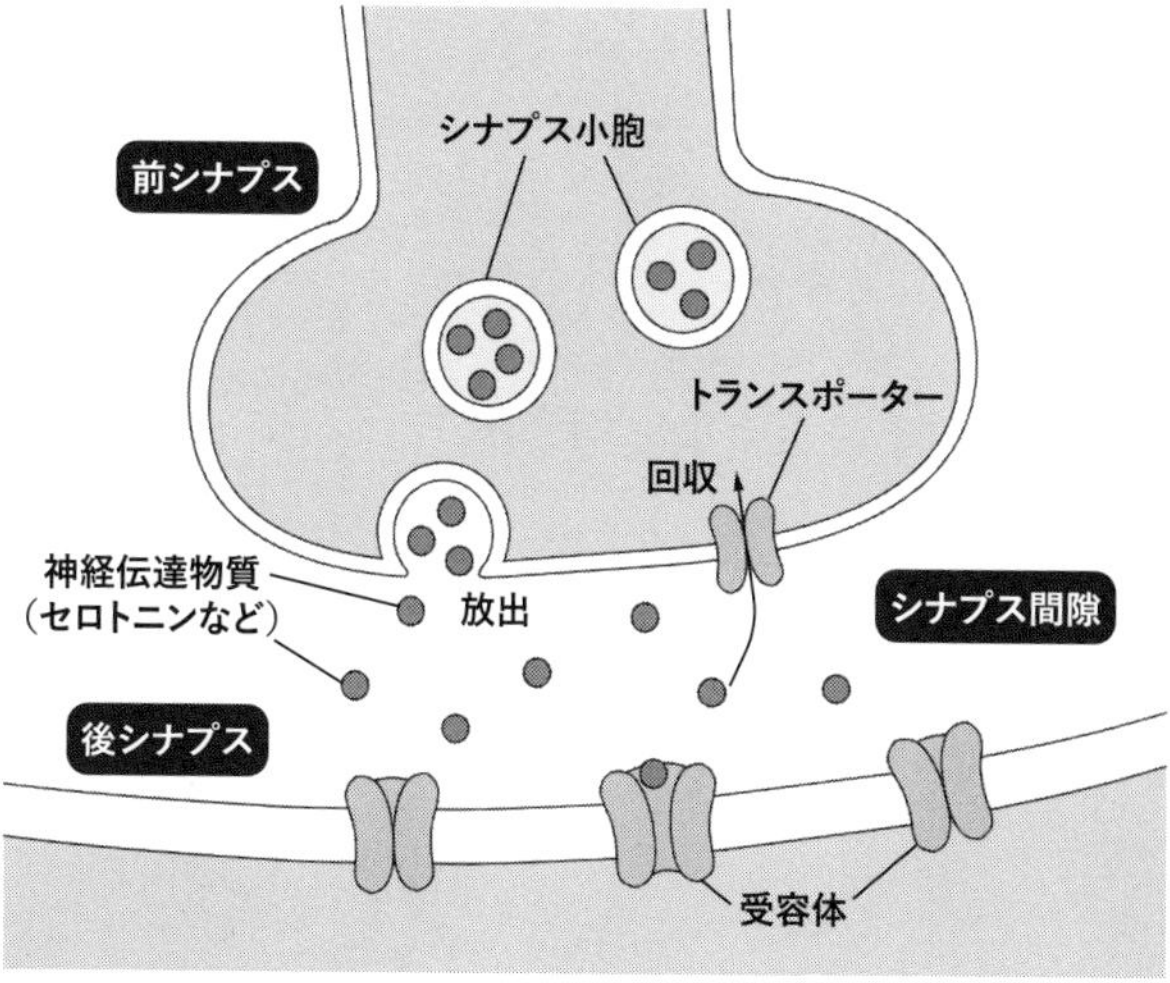

図 5-6　神経伝達物質の放出とリサイクル

気が流れることになります。使われた神経伝達物質は、元のシナプス終末から回収され、リサイクルされます（**図5-6**）。

セロトニンを伝達物質に持つ神経を考えてみましょう。セロトニンは神経末端からシナプス間隙に分泌されて隣接する神経のセロトニン受容体に結合します。シナプス間隙に残ったセロトニンは、もう一度、元の神経に再吸収されていくのです。先ほどのイミプラミンという物質はセロトニンを再吸収するセロトニントランスポーターの入り口をふさいでしまうのです。そうするとシナプス間隙に放出されたセロトニンが出っぱなしになります。こうしてセロトニンが過剰になるとうつが治るのです。このことから、うつの原因はセロトニンが足りないということが分かるでしょう。同様に、ノルアドレナリンやドーパミンなど、モノアミンと総称される物質群が減ることがうつの原因とする「モノアミン」仮説が出てきたのです。

一般には、神経伝達物質は、神経末端からシナプス間隙に放出されますが、トランスポーターによって元の神経終末に戻り、神経末端の小胞に蓄えられます。すなわち、きれいにリサイクルされていることが分かってきたのです。セロトニンを再吸収するセロトニントランスポーター分子によってセロトニンがリサイクルされ、それによって気分がいろいろ変わるのだったら、ひょっとしてセロトニントランスポーターの機能が最初から人によって違う人がいたら、リサイクルされなかったりして出っぱなしになれば気分が良くなりますね。反対にセロトニンがリサイクルされ過ぎたら、シナプスのセロトニンが足りなくなってうつになります。このように、セロトニントランスポーターの機能が生まれつき違う可能性があるという考えが、今から25年くらい前に出てきました。

機能が違うというのは、遺伝子が違うということです。一般に遺伝子が違うとは、遺伝子の文字が違うことです。一塩基置換（SNP）というのは、DNAのアデニンの所がチミンに変わっていたり、シトシンがグアニンに変わっていたりすることです。これらが人間の個人差をつくっているのです。この個人差というのは、DNAの文字500から1000カ所に1個しか違わないといわれています。

この他に遺伝子の違いがあるかというと、実はあるのです。典型的なのはマイクロサテライトです。これは、ある決まった文字の繰り返し数の違いのことです。例えばACACと繰り返しが2つつながっている場合と、ACACACと同じ箇所で4つ繰り返されている場合があります。このように短い配列の繰り返しの数が違うことをマイクロサテライト多型と呼び、これも個人差に相当します。

そこで先ほどのセロトニントランスポーターの遺伝子を調べてみたところ、タンパク質をコードする部分は同じですが、その前のところ（プロモーター領域といって、セロトニントランスポーター分子をたくさん作るか、少なく作るか、またどの場所で作るかということを決める場所）に違いがありました。ここが少し短い人と長い人がいる。つまりマイクロサテライトみたいに、ちょっとした違いがあることが分かってきたのですね。もし遺伝的な違いがあるのであれば、これが決めている可能性がある。

この話には続きがあって、もう1つ世界中が驚いたことがあります。何と人間の性格も

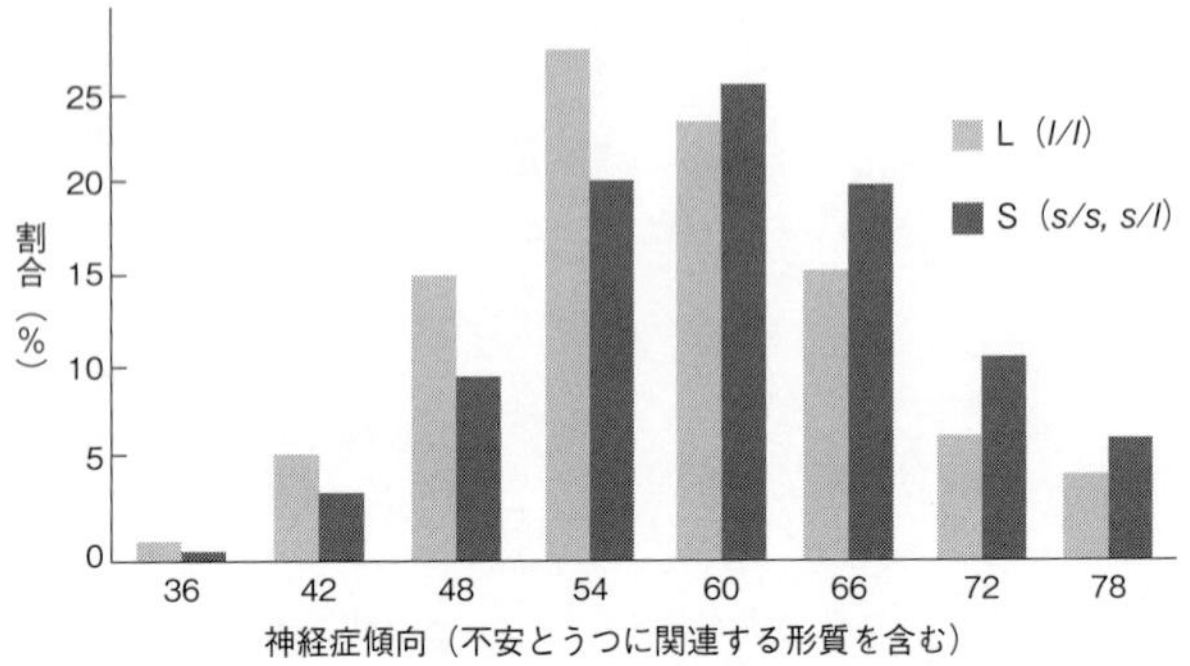

図5-7　セロトニントランスポーター多型と神経症傾向

セロトニントランスポーターの多型で決まるという報告が1990年代に発表され、今では精神医学の教科書に載っているのです（図5-7）。プロモーター領域が短い遺伝子を持ってる人をショート、またはスモールで*s*、長い遺伝子を持ってる人を*l*、ロングとしましょう。*s*型と*l*型があって、人間は遺伝子を2つ持っていますから、*s*／*s*か*s*／*l*か*l*／*l*かのいずれかです。そこで調べてみたところ、*s*型を2個持ってる人、または*s*型を1個持っている人のほうが、グラフを見て分かるように*l*型を2個持ってる人に比べて神経症傾向が強いことが分かってきたのです。神経症傾向が強いということは、うつになりやすいということですね。

もっと驚くべきことが21世紀になってすぐに発表されました。つまり、この*s*型か*l*型のどちらを持って

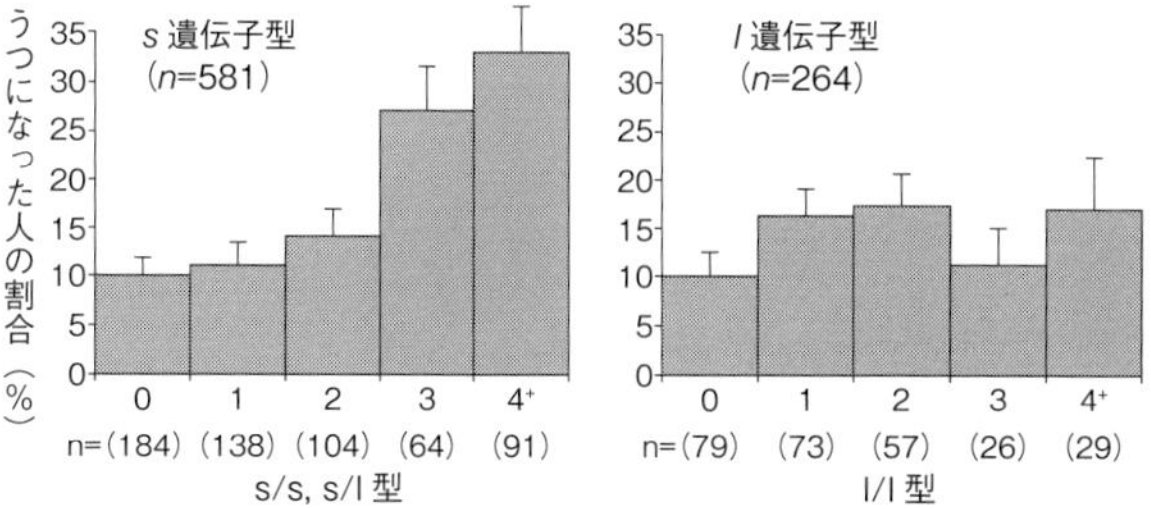

図5-8　21-26歳の間に起こったライフイベントで、26歳時、うつになった人の割合。*Science* 301, 386, 2003.

いるかによって、ライフイベント依存性のうつ病へのなりやすさが違う、というのです。すなわち21歳から26歳の間で何か特別のライフイベントが起こったときにうつになった人は結構いるのです。5年間にあった事件が引き金になってうつになった人を調べました。この間に誰かと死別した、職を解雇された、離婚した、火事にあった、など心にズーンとくるようなライフイベントがうつを引き起こした人と、セロトニントランスポーター遺伝子との関係です（**図5-8**）。

*l*型の遺伝子を2つもつ*l*／*l*型の人は、ライフイベントとの関係はあまりありませんでしたが、*s*型の遺伝子を2個、または1個持っている人はライフイベントが多ければ多いほど、うつになりやすいことが分かりました。ライフイベントがないと何も起きないのですが、ライフイベントが2個、3個、4個と増えてくると、うつになる可能性

が非常に高くなることが分かりました。これは興味深いデータです。なぜなら、うつ病の発生に何らかのライフイベントが関係するのはよく知られた事実ですが、その理由は全く分かっていませんでした。もし遺伝子が関係しているとなると、これは新知見です。なぜなら、治療が可能かもしれないからです。

†薬とメカニズム

そこでうつに関係する分子がセロトニンだけかと調べてみたら、気分にかかわる脳内の神経伝達物質のノルアドレナリンや、やる気に関わる神経伝達物質のドーパミンの増減も見られるということが分かってきました。特にノルアドレナリンの減少がうつ症状に関係しているらしいのです。脳内のセロトニンやノルアドレナリン量を上げる薬を投与するとうつ症状が良くなることが分かり、それらの薬剤が抗うつ剤として認可されるようになりました。

うつ病の一番典型的な薬は、もう1つの神経伝達物質のセロトニンを上昇させる薬です。選択的セロトニン再吸収阻害薬（ＳＳＲＩ）と言われていて、イミプラミンと同じようにセロトニントランスポーターをふさいでいます。そうするとセロトニンが過剰になりうつが治ると言われているのです。一方、SNRIというのはセロトニンだけではなくノルアドレナリンも増やす薬です。これらは、お医者さんで処方される薬となります。

†うつ病の薬の現状

それではセロトニンがどうやって作られるかというと、トリプトファンからトリプトファン水酸化酵素によって5-ヒドロキシトリプトファンが作られ、脱炭酸酵素が働いてセロトニンが作られます。つまりトリプトファンというアミノ酸からセロトニンが合成されるのです。だからセロトニンを増やしてうつを治すにはどうしたらいいかというと、材料となるトリプトファンを増やせばいいですね。しかしトリプトファンだけの摂取を多くしても駄目で、これらの化学反応に必要なビタミンも必須です。

このようにして、うつ病の人数が多くなるにつれて研究も盛んになってきました。しかしうつはライフイベントだけで起きるわけではありません。例えば女性では、産後にうつになる人も多いのです。もう1つは閉経後、うつになる人も多い。これらはどうもホルモンが影響しているのではないかというのは、誰でも考えることです。一般的にホルモンバランスが崩れるとうつとか無気力になることは、男性でもホルモンが低値となる年齢でうつになることが多いことで証明されています。

そこでうつにならずに元気で過ごすにはどうしたらいいかというと、一番簡単なのは食べ物でトリプトファンを摂取することです。もう1つはセロトニン量を脳内で増やすことですが、これにはどうしたらいいか。これが難しいところなんです。薬では増えることは分かっています。薬以外で増やすにはどうしたらいいか、これは難しいですね。

もう1つ、女性は先ほど述べたように女性ホルモンの減少、またはバランスが崩れるとうつ病になることが報告されています。そのため閉経後に女性ホルモンを投与する治療法も行われ、それでうつが治る場合もあります。だけどホルモン投与には副作用もあり、乳がんが悪くなったり、脳卒中とか心筋梗塞が増えることも報告されています。このホルモン(エストロゲン)補充療法はちょっと問題ではないかという意見もあり、慎重に行われているのが現状です。

†薬の効果と副作用

今までの話から分かるように、脳内のセロトニンはヒトの気分には多分に重要なのです。しかし神経細胞内のセロトニンを増やす手段が、どうもまだはっきりしない。セロトニンを増やすには抗うつ薬が効くのですが、セロトニンが働くところは脳の中にいっぱいあり、下手に増やすとまずいこともあることが分かってきました。例えば、間脳ではセロトニンは睡眠や食欲に効いていたりするのです。そこで抗うつ剤を飲むと脳全体のセロトニンが増えます。前頭葉のセロトニンが増えると神経質とかうつが治って良いのですが、食欲や睡眠に関するところのセロトニンも増え、食欲が増して、よく眠るようになります。つまり、抗うつ剤を飲むと太ってくるのです。食欲が増すからです。また眠くなるという副作用も起こります。これらはセロトニンによる副作用ではないかと考えられているのです。前頭葉のセロトニンだけを増やしたいのですが、なかなかそういう薬はないのです。

最近、新型コロナウイルスがいろいろなところで問題になっていますが、コロナで子どものうつ病が増えてきたことも大きな問題です。特に女の子に増えてきたのです。もう1つは、肥満の人もうつになりやすいのではないか、という新しい問題です。肥満の人には、体中に慢性の炎症が起こっていてサイトカインという物質が放出されるという説があります。サイトカインが放出されるとセロトニンが減少し、それでうつになるのではないかという理論が出てきたのです。

今、うつ病の人には抗うつ薬が処方されます。抗うつ薬を続けると太ってきます。そうすると肥満によって二次的にセロトニンが減り、うつになる。だから抗うつ薬がなかなか効かないのではないかという話もあるのです。こういうところは難しい問題ですね。だからもっと他の方法でうつ病が治療できないかといろいろなことが試みられています。すなわち太るとうつ病になりやすいのなら、やせればいい。だからカロリー制限をすることで、うつを治療できるかもしれない。特に肥満でうつになった人は、カロリー制限をすれば治るかもしれないのです。

†うつをどう判定するか

その他に、現代になってみられるようになったうつ病としては、シフトワーカーが有名な例です。これは、日中や夜間などの交代勤務をする運転手さんとか看護師さんで、この人たちにうつが多いということも分かっています。実は睡眠もうつに関係している可能性があるのです。そういう場合、強い光を当てて体内時計をリセットし、うつを治療するということも試みられています。冬季うつ病といって、冬にうつが多くなるのですが、そういう人たちを治すときには強い光を数時間浴びるということも治療法として行われているのです。新型コロナでうつが多くなったのは、社会的に孤立したり、ロックダウンのために仕事がなくなったせいでうつが多くなったということもいわれています。

ＡＩでのうつの判定という話を前にしましたが、書いている文章でうつを判定したり、ネットを見る総時間でうつを判定するという研究も行われています。うつの方は午前中にネットで文章を書いたりしない。午後になって少し元気になって文章を書いたりすると言われています。どの時間に行動を起こしているかでうつを判定する研究も行われています。

†うつを回避するには

一般的に軽い運動がうつに効果があるということは、前々から言われています。朝起きたら15分くらい散歩するとか、休み時間に15分くらい外を歩くなどがいいのではないかと考えられています。しかしこれもなかなか難しいのです。うつになると、そもそも外に出ることすらできなくなるからです。元気を回復するというのはなかなか難しいのです。

このように元気を回復することを、最近はやりの言葉で「レジリエンス」と言います。例えばうつ病の人で、薬で治る人は全体の3分の2くらいです。例えばストレスでうつになる人はいっぱいいるのですが、ストレスから回復する人となかなかそうならない人がいるのです。なぜある人はストレスから回復しやすく、ある人は回復しにくいのか。それも分からないのです。

うつは何か事件（ライフイベント）があると急になったりするので脳内物質だけが原因ではなく、メンタルの問題もあることは確かなのです。一般的に言われているのは、生真面目《きまじめ》な人がうつになりやすいということです。しかし、うつになるきっかけもあるのは確かです。精神的に非常につらい打撃があったり、経済（金銭）問題で苦しくなったり、近親者が病気または亡くなったりする場合が引き金になるのは男性に多く、女性は出産とか家庭内の問題、友人関係の破綻《はたん》、近親者の死、精神的打撃、自分のからだの具合が悪いなどがきっかけでうつになる場合があります。これらは物質的なものではない、何か違った原因と考えられます。一般には、うつは正しい治療を続けると良くなりますので、勝手に治療を自分でやめたりするのはよくないのです。もし近くにそういう人がいたら専門家に相談し、抗うつ薬だけではなく軽い運動や作業を取り入れることも一案でしょう。

†新しいうつの薬

最後に新薬の話をしましょう。先ほど言ったSSRIの1つプロザックが最初に認可されたのが1988年です。それ以降、うつの薬はほとんど認可されていないのです。同じ機構で効くSSRIやSNRIなどの薬は何種類か認可され、だんだん副作用が少なくなっています。しかし全く新しいメカニズムの薬はほとんど認可されていないのです。

うつ病の難しいのは、薬が効くか効かないかという効果判定は最低2カ月同じ薬を飲まないと分からないからです。これは不思議なことです。もし理論通りに効くのであれば、症状がすぐ良くなってもいいはずです。これがなぜだか分からない。だから2カ月たって治らない（自分に合わない）場合は、また別の薬に変えるということを、何度も繰り返すのです。結果的に、自分に合った薬を見つけるのに1年近くかかる場合もあるのです。当然、つらくなって治療を止める人もいる。これは困りものです。

そこでちょっとご紹介したいのはケタミンという全身麻酔薬です。ケタミンを飲むと、なんと数時間でうつが良くなった、という話です。もう信じられない話ですね。今までの薬は2カ月待っていなければならなかったのに、ケタミンは飲むとすぐ良くなって、結構、持続性がある。米国では点鼻薬のケタミン「エスケタミン」が認可されました。これはケタミンの光学異性体（右手と左手のような関係）です。

日本などの国では、ケタミンに依存性があるとともに、精神症状、幻覚とか妄想が出てくるのに注意しなければいけないと言われており、認可されるかどうか分かりません。光学異性体のエスケタミンがアメリカで認可されたのですが、もう片方のアールケタミンもうつに効くのではないかという研究も行われています。これらは、最終的には薬になる可能性もあるのです。しかしケタミンは麻酔薬でしか認可されていませんから、だからアメリカではオフラベル、すなわち適用外使用としてお医者さんの指導で使われていると言われています。でもこれらは、きちんとした結果が出てから使うべきで、勝手に自分で飲んではいけないのです。

一番科学的に興味深いのは、ケタミンがなぜ効いているかという点です。一般的にケタミンは、シナプスに存在するグルタミン酸受容体の一種であるNMDA受容体に作用すると言われているのですが、もしケタミンがそこへ結合して効くのなら、他のNMDA受容体作動薬だって効くはずです。そこでもっと直接的にNMDA受容体に効く薬を投与してみたところ、残念ながらうつに効果がなかったのです。ということは、ケタミンの標的はNMDA受容体ではなくて、もっと他の所のはずです。それがまだ分かっていません。メカニズムが分からないと使えませんね。

このケタミンの話は、ネットニュースで興味をもった人が皆さんの中にもいるかもしれません。エスケタミンは、アメリカでは点鼻薬で売られています。アメリカではもう1つ、

NMDA受容体に効く薬も、最近、認可されました。これからはこういう研究が盛んになると思いますが、科学的に見ると、まだはっきりしないのです。

うつ病の治療の難しさ

特に精神疾患の薬は、その効果を調べるのが難しいのです。何かの新薬の試験をするとしましょう。すると、効かなくても効いたような気になることがあります。これをプラセボ効果と言います。特に精神疾患の場合は、同じ先生にずっとかかっていますから、「先生に悪いから」「先生を喜ばせたいから」効いたと答える人が結構多いことも分かっています。だから科学的に本当に効いたかどうかを調べる研究というのはすごく難しいのです。

現実には8割のうつ病患者が1年以内に治療法を変えています。効かないからです。そのうち半分以上、57パーセントがもう投薬を中止しているのです。諦めてやめてしまう。これではだめですね。だから本当に治すためには、きちっと薬の効果を調べないといけません。だから勝手にネットで買って飲むなどというのは、とんでもないことです。

昔からうつの研究には興味深いものがいっぱいあり、1970年代には36時間寝ない、という健康法に効果があると発表されました。ずっと寝ないとうつが治るというのです。

ところが36時間寝ないと疲れますから、いったんぐっすり寝てしまいますと効果がなくなる。こういうのは、もうとんでもない話で、睡眠療法でもっといいのがないか、と言われ、新しく不眠療法と光療法を併用する方法が出てきました。ずっと起きていて、しかも強い光を当てると、日周リズム（サーカディアンリズム）が変わるのです。それに効果があるかもしれないというので、また少しずつ研究が行われています。先ほど述べたケタミンも、この日周リズムに関係しているのかもしれないのです。だからなぜ効くのかということが分からないと、勝手に使えないことが分かりますね。

ウェアラブルデバイスによってうつの判定ができるようになったのは、すごいことです。ウェアラブルデバイスだと遠隔医療が可能になってきたのです。お医者さんの所に行かなくても治療ができるといいですね。もう1つ新しいのは、バーチャルリアリティーによる介入もできるかもしれないということです。ゴーグルをつけてそこに映された画像を見たり、強い光を浴びることで治療することができないかという研究も盛んに行われるようになっています。

コラム　うつの超新薬サイケデリックス

最後にうつの超新薬について紹介しましょう。アメリカでも現在治験中のものですが、本当に効くかどうかまだ分かりません。それはサイケデリックスというたぐいの薬です。基本的には覚醒剤なのです。名前を聞くとあれかと思い当たるかもしれません。サイロシビン（シロシビン）、イボガイン、ジメチルトリプタミン、MDMA、LSD、メスカリンなどです。昔から危険な薬だと言われてきましたが、これらの薬の量を少なくして投与するとうつに効くというのが最新のニュースになっています。

サイロシビンはマジックマッシュルームの成分で幻覚症状が出てくるものです。もちろん幻覚を生じる量と同じだけ投与するのではなく、ごく少量投与するとうつに効くらしいのです。イボガインは、イボガという夾竹桃科《きょうちくとうか》の根皮、根の皮なのですが、そこから取れるイボガインという薬を使った治療も行われています。ジメチルトリプタミンは、キノコやヒキガエルの中にある成分で覚醒剤です。MDMAもエクスタシーと呼ばれていて、これはアンフェタミンという覚醒剤によく似た物質です。LSDは、名前を聞いたことがありますね。LSDはサイケデリックスの典型的なもので、これを飲むと色を伴った幻覚が出るという非常に有名な物質です。メスカリンはペヨーテサボテンの中から取られたものでフェニルエチルアミンと呼ばれている物質に非常によく似ています。これらを使って治療をしようという研究も行われるようになりました。

これらがすばらしいのは、たった1回の投与で脳の再配線が起こるらしいのです。何度も投与する必要がないのです。またこれら全ての物質が、セロトニンの動向に関係していることが分かってきたのです。セロトニンの受容体はヒトでは全部で14種類あるのですが、そのうちの２Ａ受容体に効いて効果があることが分かってきました。サイケデリックスを培養神経細胞に与えると樹状突起伸長作用があるのです。またスパインと呼ばれている棘様《とげよう》構造の形成も促進することが分かりました。セロトニンを投与しても、そういう作用はないのです。不思議です。よく研究すると、セロトニン２Ａ受容体は神経細胞膜上に存在するのではなく、神経細胞の細胞質内に存在することも明らかになりました。ホルモンの受容体が細胞膜の上ではなく、細胞の中にあるのは全く合点がいきません。サイケデリックスはセロトニンと違って細胞膜を浸透して細胞内にまで届くので、これが良いのかもしれません。

以上の結果から、うつの治療薬としてのサイケデリックスは、セロトニンと全く異なる機序で働いている可能性が出てきました。どうしても分からないのは、なぜセロトニンが届かない細胞内にセロトニン２Ａ受容体が大量に存在するのかという点です。細胞質は単なる貯留槽にすぎず、働きのない２Ａ受容体があるだけ、という可能性もあります。また、こちらが正しそうなのですが、人間のからだの中に未知のサイケデリックス類似の成分があり、その代わりに投与したサイケデリックスが効いたのかもしれません。どちらにしても、もし本当に効くなら患者さんにとってこれ以上の朗報はありません。必要投与量など詳しい研究結果が待ち遠しいものです。

第6章

難病を治す

――最先端の医学と医療

最後の章では、医学の発展の最先端について、皆さんにお話をしたいと思います。それはほぼ治らないと言われていた難病を治療する話です。

†精密栄養学で病気を治す

本題に入る前に、難病を何か今までとは違う方法で治せないか考えている人の話から入りましょう。薬以外に何か方法はないかというので、栄養補給のやり方で変わらないかとやってみたら、結果が違っていた話を紹介します。例えば筋萎縮性側索硬化症（ALS）はご存じですね。全身の筋肉が動かせなくなる難病です。この患者さんに、高炭水化物、高カロリー群の栄養を与えると、生存率がそのまま100パーセントでずっと数カ月続くのに対し、普通の食事群では少しずつ何人かの方が亡くなっていくことが分かりました。高タンパク食ではなく、高カロリー+高炭水化物です。これが一番良くて、高脂肪、高カロリーはその中間です。栄養補給によって、この難病の進行を防ぐことができるかもしれないのです。

こういう研究を見て、あることに気づいた賢い先生がいるのです。それは、がん患者を診ていた先生です。がん細胞というのは、増えるために特別な栄養を要求しているはずです。とすると、がんの進行を防ぐためには栄養をストップさせればいいことになるでしょう。そうすると、がん治療をするときにはカロリー制限がうまくいくかもしれない、と考えた人がいます。これも今、治験で試されている最中です。だから、あることがうまくいくとそれをヒントにして別の研究も進行することがあるのを、ぜひ知っていただきたいと思います。このような研究の仕方、栄養を使って病気を治そうというのをPrecision nutrition、精密栄養学というのです。

†アンチセンスで病気の原因をなくす

そこでもっと抜本的に病気が治らないか、というのは誰でも考えることです。その抜本的に病気を治すヒントになる薬が評判になりました。それがアンチセンスです。今、世の中には、薬で治る病気と全く薬がない病気があります。どんな病気でも、医者や研究者はそれを治そうと一生懸命になっているのですが、やはり一番問題になるのは、薬剤が効かなくて治療の満足度が非常に低い病気です。どういうものかというと、大きく分けると、例えば筋ジストロフィー、ALS、ハンチントン病、ミトコンドリア病、脊髄小脳変性症、ジストニア、アミロイドーシス、などです。病気の原因を解決するような治療薬がないだろうか。それが、あるのです。原因自体を治療しようというもので、それがアンチセンス、核酸医薬と呼ばれているものです。

このアンチセンス（正式にはアンチセンスオリゴヌクレオチド、ASOと省略）がどういうものかというと、DNAからできるメッセンジャーRNAに鍵と鍵穴みたい（相補的）にぴったり結合するDNAのことです（図6－1）。DNAはアデニン、グアニン、シトシン、チミンという4つの文字（塩基）でできています。RNAはアデニン、グアニン、シトシン、ウラシルの4つで、グアニンとシトシン、またはアデニンとチミンもDNA同士だと鍵と鍵穴みたいにくっつきます。RNAはチミンがウラシルに変わっていますから、DNA－RNA結合ではアデニンとウラシルが相補的に結合します。

そこでメッセンジャーRNAにアンチセンスDNAを結合させると何が起こるかというと、結合した部分だけ二重になりますね。メッセンジャーRNAは1本の鎖です。ところがアンチセンスがくっついたところだけが2本鎖になって、この2本鎖を分解してくれるものが、私たちのからだの中にあるのです。RNaseHという酵素です。これはRNAを分解する酵素（リボヌクレアーゼ）です。そうすると病気を引き起こす悪いRNAを分解してくれる可能性があります。例えばある遺伝子変異があって病気になる場合、メッセンジ

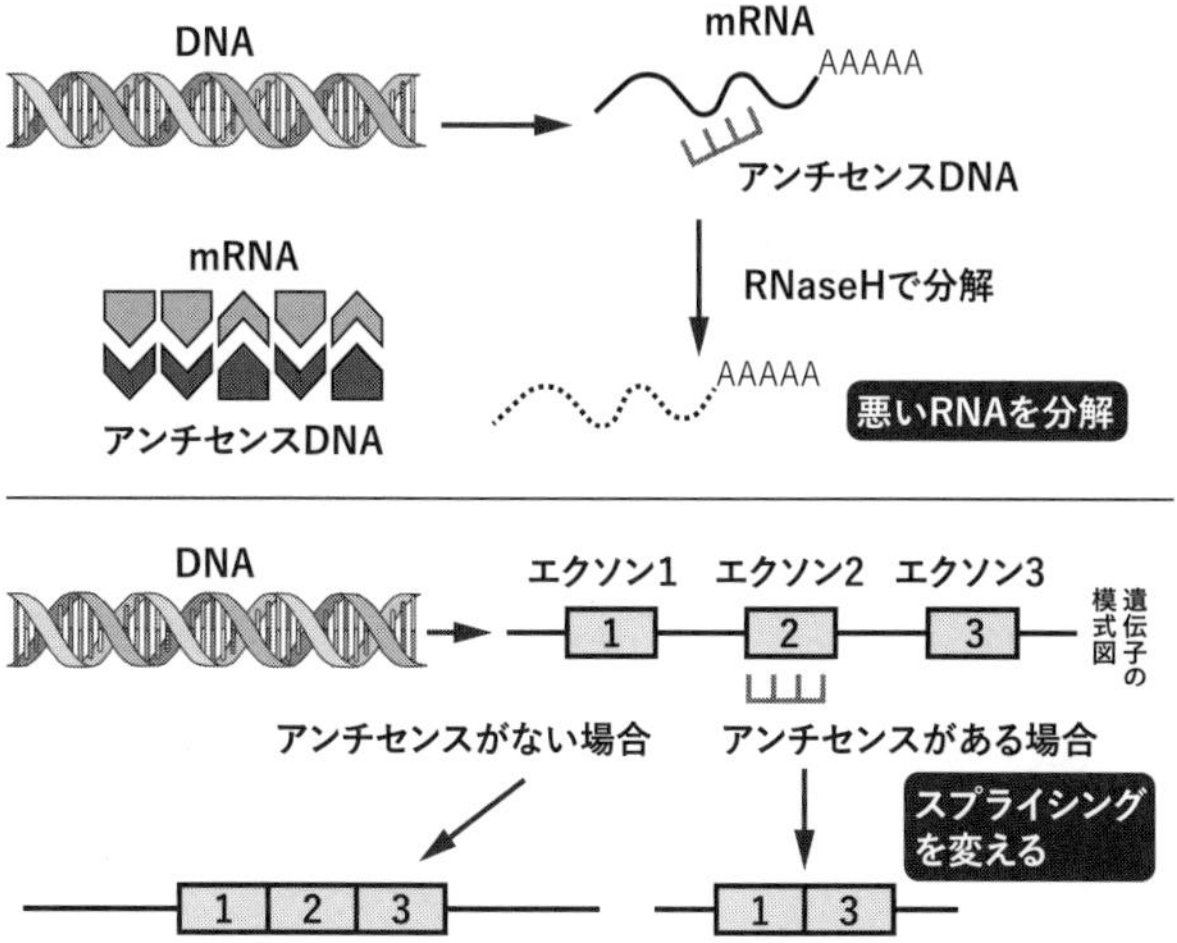

図6-1　アンチセンスの効き方は２つ

ャーRNAにも異常がありますが、アンチセンスを使えばその悪いメッセンジャーRNAをなくすことができるのです（図6－1上）。つまりこれは、病気の原因を除く素晴らしい方法です。

アンチセンスには、もう1つ面白い働きがあるのです（図6－1下）。それは、私たちのDNAは大切な部分（エクソン）がDNAの中にとびとびに存在していることが分かっています。そのとびとびに存在する部分がくっついて、メッセンジャーRNAになり、そこから私たちのからだを作ってくれるタンパク質ができます。とびとびの部分をくっつける方法をスプライシングと呼びます。この図

6－1下ではエクソン1、2、3という3つの離れたエクソンでできている遺伝子だとします。これがスプライシングによってメッセンジャーRNAではその3つが並ぶのです。ところが1-2-3とエクソンを順に並べる方法と、アンチセンスを例えばエクソン2に結合させると、ここだけ二重鎖になりスプライシングが変わって、1-3というふうに2を飛んでスプライシングさせることもできるのです。アンチセンスは、悪いRNAを分解するだけではなく、このスプライシングを変えることにも使えることが分かってきました。

それを使うと、遺伝子変異が分かっているALS（注：ALSには遺伝性のものとそうではないものがあります）の悪い遺伝子（その1つがSOD1）から作られたメッセンジャーRNAを分解することが可能ではないか。この変異のあるDNAからできるメッセンジャーRNAがなくなれば、正常のものだけになりますね。なぜなら遺伝子は両親から来た2つがあり、そのどちらかに異常があるとALSを発症するからです。このように、病気を引き起こすメッセンジャーRNAをなくすことができれば病気が治る可能性があるのです。

そこでALSに対するアンチセンスをトフェルセンと名前を付け、トフェルセンを使って患者さんを治す治験が行われています。このトフェルセンは、SOD1に対するアンチセンスです。そこでSOD1異常でALSになった患者を対象に、このトフェルセンを投与する群と、プラセボ群といって普通の食塩水を投与する群（3対1）に分けて投与したのです。その最初の結果が2020年に報告され、悪いSOD1を36パーセント減少させるという発表がなされました。また続いて2022年の9月に、今度は同じトフェルセンを、参加者を2対1に分けて、2のほうにはトフェルセン、1のほうには食塩水を与えて効果を見たのです。そしたら変異SOD1は劇的に減ったのです。けれども残念ながら症状は良くなりませんでした。症状が良くならない可能性は分かりますね。神経細胞である運動ニューロンがほとんどなくなっているわけですから、変異遺伝子をいくら抑えてもなくなった神経がまた新しく出来るわけではないので、症状は良くならなかったのです。でも症状の進行は防げるかもしれないので、これが今、続けられています。投与がもっと早いと効果が出る可能性もあるのです。

こういう話を聞くと皆さんは、プラセボ群といって食塩水を与えられた患者さんはかわいそうだと思いませんか。患者さんも生きるか死ぬかというときに、「薬ですよ」と言われて代わりに食塩水を与えられたのではたまったものではありません。このとき、どうしたらいいか分かりますか？　もちろんこの治験を行わないと、比較検討できません。効いたか効かないか、分かりません。だから必ずプラセボ群と実験群は取らないといけないのです。現在では、治験が終わり次第、プラセボ群の患者さんに希望を聞いて、同じ薬を投与することになっています。そうすると、継続投与を希望する人がほとんどなのです。それでずっと継続投与したところ、1年後に少しいい結果が出始めたという発表がされました。希望が出てきました。これはすごいですね。今まで全く治療法がないと思われていた病気が、ひょっとしてうまくいくかもしれないことが分かってきたのです。

†治験はどうして行われているか

こういうことが起こると、どういう遺伝病でもアンチセンスを使うことができる可能性が出てきます。そうしますと希望する患者さんが多くて薬が少ないというとき、誰から順番に治験を行うと思いますか。申し込み順ですか。症状が重い順ですか。申し込み順だと、誰かに特別にというわけではありませんからフェアですね。症状が重い順というのも、ある意味フェアです。死ぬかもしれない病気ですから、重い人からというのも十分考えられます。3番目は値段が高い薬なのでお金を払える人から順に。4番目は年齢が高いほうが優先権があるという考え方。それらでないとしたら、その他の方法に気がつきますか。まさかお金では決まりませんね。こういう場合どうするかというと、一般に難病の場合は必ず患者会というのがあるのです。まず登録する。そして患者のデータを集める。患者会に登録した人の中から治療に適した人を選び順番に治験を行う（もちろん希望も聞きます）、というのがある意味フェアなやり方なのです。

†スプライシングを変える

スプライシングを変える方法（**図6－1下**）は、もう認可されているものもあるのです。それはデュシェンヌ型筋ジストロフィーを対象にしたビルトラルセンというアンチセンスです。このデュシェンヌ型筋ジストロフィーという病気はジストロフィン遺伝子に欠陥があり、非常に重いデュシェンヌ型では5歳前後で発病して10歳くらいで車いすになります。ところが軽症型（ベッカー型）は一般に良性で、人によっては60歳までの生存も可能になります。

このジストロフィン遺伝子は人間が持っている遺伝子の中で一番大きいのです。なんとエクソンが79個もあります。その遺伝子の一部がなくなる欠失で発症するのが全体の6、7割。点突然変異といって1文字だけ変わるのは1、2割しかありません。この筋肉の細胞膜に存在するジストロフィンがなくなると筋肉が壊れていきます。人間が持っている一番大きな遺伝子のため突然変異が最も起こりやすいのです。当たり前ですね。突然変異というのはDNA上でランダムに起こります。遺伝子が大きければ大きいほど、ランダムに起こりやすいのは当然ですよね。だから同じ遺伝病でも、患者さんが少ない遺伝病と患者さんの多い遺伝病があるのです。突然変異が起こりやすいということは患者数が多いことを意味し、両親に問題がなくてもお子さんが病気になる場合があるのです。この他に、遺伝子が大きいために突然変異率が高い病気はいっぱいあり、神経線維腫症1型とか多発性嚢胞腎《のうほうじん》1型などがこれに相当します。

ビルトラルセンが効くタイプがどれかということを簡単に説明しましょう。デュシェンヌ型の人でエクソン52がない人がいます（図6－2）。こういう人たちは、デュシェンヌ型全体の8～9パーセントもいるのです。エクソン52がないとそのままでは51から53につながり、中途半端なタンパク質ができてすぐ分解されてしまいます。このときエクソン53だけを飛ばしてしまう（これをスキップすると言います）と、エクソン51から54に飛んだメッセンジャーRNAができます。結果的に全部で79個あるエクソンのうち、52と53の部分だけが欠けた全長のタンパク質ができるのです。この短縮ジストロフィンタンパク質は機能を保持しているため、患者は軽症型筋ジストロフィーになり、寿命延長が期待されるの

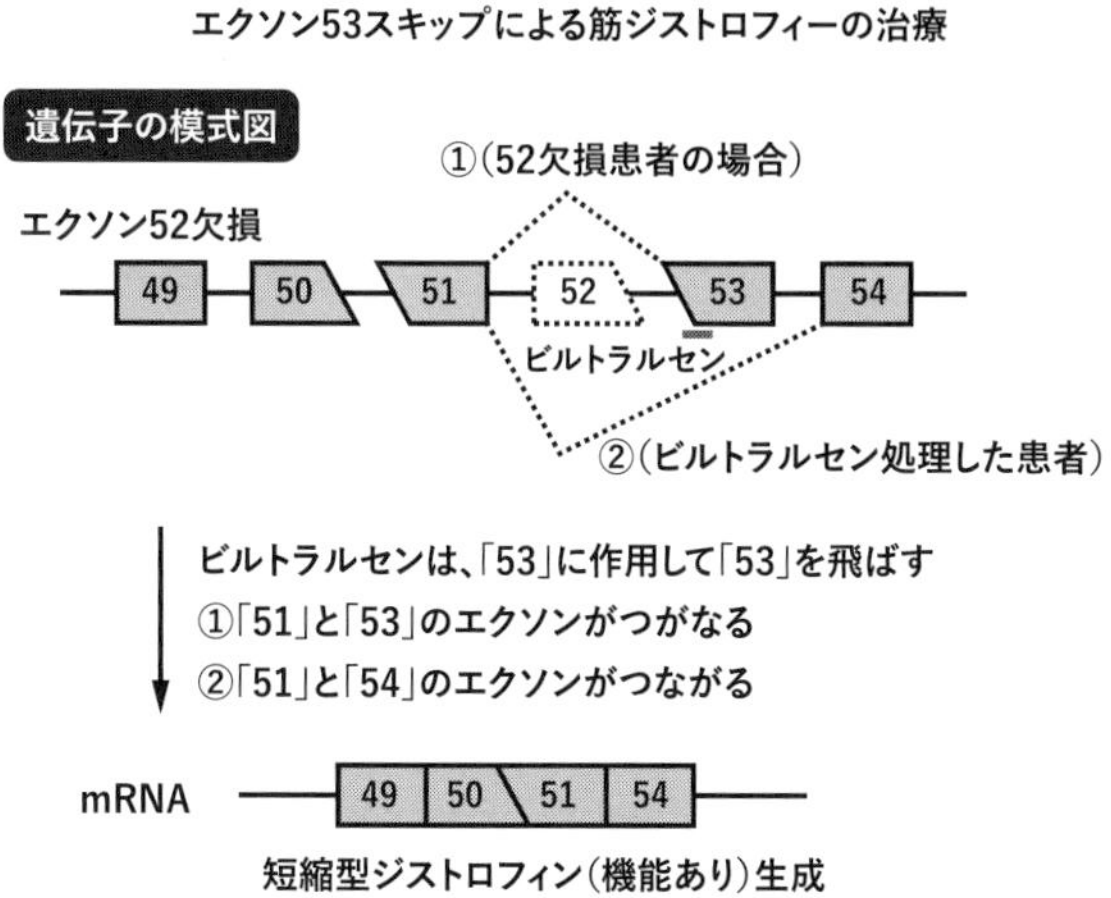

図6-2　ビルトラルセンの作用

です。このビルトラルセンはもう認可されて患者さんに使えるようになっています。

脊髄性筋萎縮症（SMA）

最後に皆さんに紹介するのは、希望ゼロから100に変わったアンチセンスの話です。それは脊髄性筋萎縮症（SMA）という病気です。この病気にも患者会があります。小さい赤ちゃんのとき、1、2歳で亡くなってしまう人もいますが、その一方で良性型の人では50、60歳まで過ごす人もいます。この違いは、遺伝子変異の違いです。

このSMAという病気は筋肉が弱くなっていく病気です。一般的に赤ん坊の時に母乳やミルクを吸う力が弱く、泣き声が弱々しいとか首の据わりが遅いとかで気づかれます。これが一番重い型です。良性型になると、普通どおりの生活を最初はできるのですが、だんだん立ったり座ったりするのがつらくなってきたり、手足に力が入らず支えなしに立ち上がりづらいということになっていきます。そこで重い方から軽い方までいろんな型に分けることができます。生まれる前に発病する方もいらっしゃいますが、一般的に皆さんが気がつくのは生後6カ月くらいで、支えなしでは座れないとか首が据わらない。こういう重症型が一番問題になっているのです。20歳以降、大人になってから発症する人では、だんだん筋力低下が起こります。簡便には重い方からⅠ型、Ⅱ型、Ⅲ型、Ⅳ型と分類されています（図6-3）。

Ⅰ型は一番重症型で、支えなしで座るのは難しく、生後6カ月以前で発病するものです。Ⅰ型はSMA全体の6割を占めるので、やはりこれが一番問題なのです。軽症型のⅢ型は自力で歩けるもので、全体の1割ちょっとです。しかし、だんだんそれができなくなる。発病するのは幼年期初期から成人、青少年のときです。Ⅱ型はその中間型で、全体の2割から3割ぐらいです。中間型では、座ることができるけど自力では立てないというものです。最後の良性Ⅳ型では20から30歳以降に発病するもので、一人で歩けて症状も軽いという方もいます。

図6-3　脊髄性筋萎縮症（SMA）の臨床分類

SMA型	SMN2の転写番号	発症年齢	SMAタイプ中の出生時の発病率	生存率	特徴
Ⅰ型	2	6カ月以前	約60%	10%未満（2歳まで生存）	支えなしで座るのが難しい。10万人に1〜2人
Ⅱ型	3または4	6〜18カ月	約27%	約68%（25歳まで）	座ることはできるが自力では立てない
Ⅲ型	3または4	幼年期初期から成人期初期（青少年）	約13%	Normal	一人で歩けるがだんだんできなくなる
Ⅳ型	4〜8	成人期（20-30代）通常30代以降	稀有	Normal	一人で歩ける（症状が軽い）

†SMAの遺伝子変異と治療

これらは単一のSMN遺伝子の変異によって起こることが分かっています。このSMN遺伝子は、人間の第5染色体に存在しますが、調べてみると不思議なことが分かってきたのです。第5染色体には、よく似た遺伝子が2つ存在することが分かってきました。SMN1とSMN2です。それも逆方向に並んでいたのです。

それぞれのSMN1遺伝子もSMN2遺伝子も、多くのエクソンでできています。1から8までのエクソンですが、第2エクソンは2aと2bに分かれているので、合わせて9個のエクソンです。そこからメッセンジャーRNAができるのですが、すごく不思議なことに、SMN1遺伝子からは、エクソン1からエクソン8まで（2aと2bも）全部入ったメッセンジャーRNAができて、そこから正常のSMN1タンパク質が作られます。ところがもう1つのSMN2遺伝子からもメッセンジャーRNAができるのですが、スプライシングのやり方がちょっと変わっていて、エクソン7だけが抜けるのです。残りは全部そろっています。そこからタンパク質ができるかというと、作られたタンパク質はいったんできてもすぐに分解されることが分かってきました。つまり片方のSMN2遺伝子は、事実上、役に立っていないのです。大切な遺伝子はSMN1の方なのです。このSMAという病気は、大切なSMN1が欠けているために発症します。SMN2は遺伝子として存在するが、全く役に立っていないのです。

それでは病気を治すにはどうしたらいいでしょうか。SMN1がなくて、遺伝子として残っているのは、ふだん役に立っていないSMN2です。研究者はこう考えました。エクソン7に対するアンチセンスを作ろう。アンチセンスを作用させることによって、エクソン7が入るようにしたらどうだろう。エクソン7が入れば、1から8までのエクソンが全部そろったメッセンジャーRNAができて、正常なSMN2タンパク質ができるはずだ。機能もSMN1と同じはずなので、病気が治るのではないか。実際その通りにやってみたら、良くなったのでした。

　これはどういうことかというと、もともと役に立っていなかったバックアップ遺伝子を正常化させたことに他なりません。このアンチセンス薬を髄腔《ずいくう》内投与といって髄液の中に注入することで治すことができたのです。このアンチセンスの名前をスピンラザといいます。スピンラザ投与によって何が起こったかというと、発症前に子どもに投与すると100パーセントお子さんが生存し、人工呼吸器の使用が皆無になりました。2歳か3歳で亡くなってしまう可能性がある子どもが、4歳まで100パーセント生存し、人工呼吸器が不要になりました。難病が完璧に良くなる可能性が出てきたのです。そのまま治療を続けると、運動機能が獲得できて、96パーセントが補助付きで歩行可能になりました。これはすごいことです。これはアンチセンスが成功している例の1つになります。

†SMAの第二の治療法

　アンチセンスを大量に投与すると腎毒性が出てくるので、適量を髄腔内に投与するのです。これで良かったと安心してはいけません。人によってはSMN1とSMN2の両方の遺伝子が欠損している人もいます。両方の遺伝子が欠損していると治しようがないではないですか。それでも治療法があるのです。それはアデノウイルスベクターを使って正常なSMN1の遺伝子を入れる遺伝子治療です。

アデノウイルスというのは、風邪のウイルスです。それに非常によく似たアデノ随伴ウイルス（AAV）を使って正常のSMN1遺伝子を入れてやればいいのです。この試薬をゾルゲンスマと呼びます。つまりこれはSNM1とSNM2の両方が欠損している人に対しての遺伝子治療法です。しかし1回注射するだけでいいのです。そうすると遺伝子が入ってしまう。すごくいいと思いませんか。AAVがヒトの細胞に感染して、SMN1遺伝子をその細胞に送り込むことができる。なんとアメリカでは1回の投与に2億円もかかり、日本でも2020年に承認を経たのですが、保険適用されても約1億6700万円です。先ほどのアンチセンスのスピンラザはその当時949万円でした。今は、もう少し安くなっているのではないかと思います。このような薬が出回ると、高額の薬価が公的医療保険の財源に影響する可能性があります。そうは言っても、このような希少疾患に、かかりたくてかかっている人はいません。非常に珍しい病気の治療薬の値段が高いのはどこか不公平だと思いませんか。このような状況をどう改善したらいいでしょうか？　重い病気の人もそうでない人も負担を同程度にする政策が必要です。

†オーダーメードの医療

以上の話でお分かりのように、アンチセンスは病気の異常に応じてそれに対応するものを作らなければいけませんから、実は「カスタマイズされた薬」です。患者個人に応じた薬を使わないといけないのです。一方、高血圧の薬は世界の何億人かの人に対して効果がある血圧を下げる薬です。遺伝病の薬はその人にしか効かないかもしれない。そういう薬を作るためには、今までと違う薬の承認のやり方が必要になってきます。今までは臨床試験というのは、何百人も何千人もの患者で行わないと効果が判定できなかったのですが、遺伝病の患者さんは1人か2人しかいないのです。そんな大規模な治験なんかできないのです。そういうときに、困った人たちを助ける薬を、どうやって使えるようにしたらいいか、法律を変えるとか政府が何とかするとか、そういうところにも配慮しなければいけないのです。

†薬価と患者数

だから読者の皆さんには、困っている人がいたらどう対処したらいいかということを考えてほしいのです。皆さんも薬がなぜそんなに高いのか、疑問ではないですか。実は希少疾患の治療薬も、誰もがなる可能性があるアルツハイマー病の治療薬も、開発のお金は同じくらいです。だから企業も治療薬の開発にはお金をかけなければいけない、それは当然です。とすると、困った人を助けるために、それを何とか安くする手だてを考えないといけないのですね。皆さん、私の話を聞きながら、どうしたらいいか考えてください。皆さんが「あっ」と驚く答えは後でお話ししましょう。

SMAに関しては、髄液に注射するなどという大げさな治療ではなく、経口治療薬が作られたのです。ですから毎日飲めばいい。これは素晴らしいと思いませんか。エブリスディという薬です。作用機序はスピンラザと全く同じで、毎日経口投与するだけで効くのです。しかしこの薬も年間2000万円なんです。今、薬価について2000万円とか何億円とか言っていますが、それを全部患者個人が払うのではありません。高額の医療に対しては、国がお金をほとんど払ってくれ、個人の負担は非常に少なくて済むのですが、それにしても金額が常軌を逸しており、このままでは公的医療費にしわ寄せがくる可能性があります。

この難病SMAの治療薬は、スピンラザ、ゾルゲンスマ、エブリスディの3つとも高額です。だけど実際に投与すると（以下のデータはエブリスディ）、からだの中の正常なタンパク質の量が2倍くらいに増えてくるのです。もっと良いのは投与12カ月後における生存割合です。この薬を投与すると、1年後の生存率が85・4パーセントで、達成目標42パーセントの2倍以上です。随分良くなっているということが分かります。

†今後の高額医薬

皆さん、驚かないでください。自宅で薬をつくることができる時代が来ているのです。残念ながらこのSMAではないのですが、アレルギーの薬やうつ病の薬、局所麻酔薬など1000回分を作る機械が既にできています。すごいですね。だから将来、薬品会社、ドラッグストア、薬剤師などというものはなくなってしまい、自分の家で自分の病気の薬を作る時代が来るかもしれません。もちろん、それがいつになるか分からないし、薬の承認などいろいろ問題はあります。将来、何百年後かもしれないが、病気自体もなくなってしまうかもしれない。

この希少疾患の薬は、今は高額ですが、だんだん薬を自宅の機械で作る時代が来るので、いつかは安くなるはずです。しかし、それを待てない、だって寿命があと1年、2年という難病もあるわけで、そういう人のために研究者も一生懸命頑張っていることを皆さんに分かっていただければ大変嬉しく思います。

コラム　人種は遺伝子で決まるのか

ここまでで病気の話はおしまいです。これから先はちょっと微妙な話になりますが、あとちょっとだけお付き合いください。それは人種と薬の話です。実はアメリカでバイディルという薬が認可されています。これは今から随分前なんですが、米国食品医薬品局（FDA）は、特定の人種に効く薬「バイディル」を承認したのです。この薬は慢性心不全の治療薬ですが、一般に白人に比べてアフリカ系アメリカ人、すなわち黒人に効果があるというので、黒人のための薬として、つまり人種を定義して薬を作りました。こうなると人種差別の問題が出てきそうですね。これは特定の人種によく効くようにデザインされた薬です。だから困っている人にはすごくいいかもしれない。実際このバイディルは新薬ではなくジェネリックの薬です。

今は心不全の話でしたが、例えば前立腺がんというのは、やはり白人、ヨーロッパ系アメリカ人に比べて、アフリカ系のアメリカ人、黒人の人のほうが1・7倍かかりやすいことが分かっています。だから人種に分けて薬を作るのは決して悪いことではないかもしれない。アメリカのアフリカ系の人たちのDNAは、その約8割が16世紀から19世紀に奴隷として北米に連れてこられたアフリカ人から受け継いだものということが分かっています。つまりアフリカ人由来のDNAを多く持っている人たちが前立腺がんのリスク因子をもつとすると、人種を分けて薬を作るというのはあながち悪いことではないかもしれないのです。

ところが、こういう研究はやめるべきだと意見が出てきたのです。どういうことかというと、集団間の生物的差異に関する研究やメールでの意見交換は禁じるべきである。つまり強硬派が、政府は法令を出すべきだと言い始めたのです。人種差別反対論者ですね。今までも研究者はいろんな人種の血液タンパク質の解析などを行っています。日本でも研究が行われています。その結果を見ると、血液中のタンパク質の差は人種間でほとんどなく、人種の違いと言われてきたものはほとんど個人的な差異で説明できる、という結果が得られています。だから人種などを考えなくてもいいという人もいっぱいいるのです。強硬派は「人種」と言っただけで、そういう概念は差別を生む、と言います。特に現在では、文系の政治学とか倫理学の学会の趨勢は、「人種」という言葉は使わないでおこう、となっています。だから先ほどのように、アメリカ政府は法令を出すべきであって、人種に関することはメールでの意見交換すら禁じるべきだ、という人も結構多いのです。

分かりやすく言いますと、いろんな検査をしても日本人の間にも差がいっぱいあるし、韓国人の間にも差がいっぱいある（図6－5）。日本人同士と韓国人同士を平均すると、ほぼ差がなくなる。そうすると日本人と韓国人の差は、何を調べてもあまりないことになります。しかし日本人の中を見ると、結構、個人差がある。韓国人の中を見ても同じです。だから日

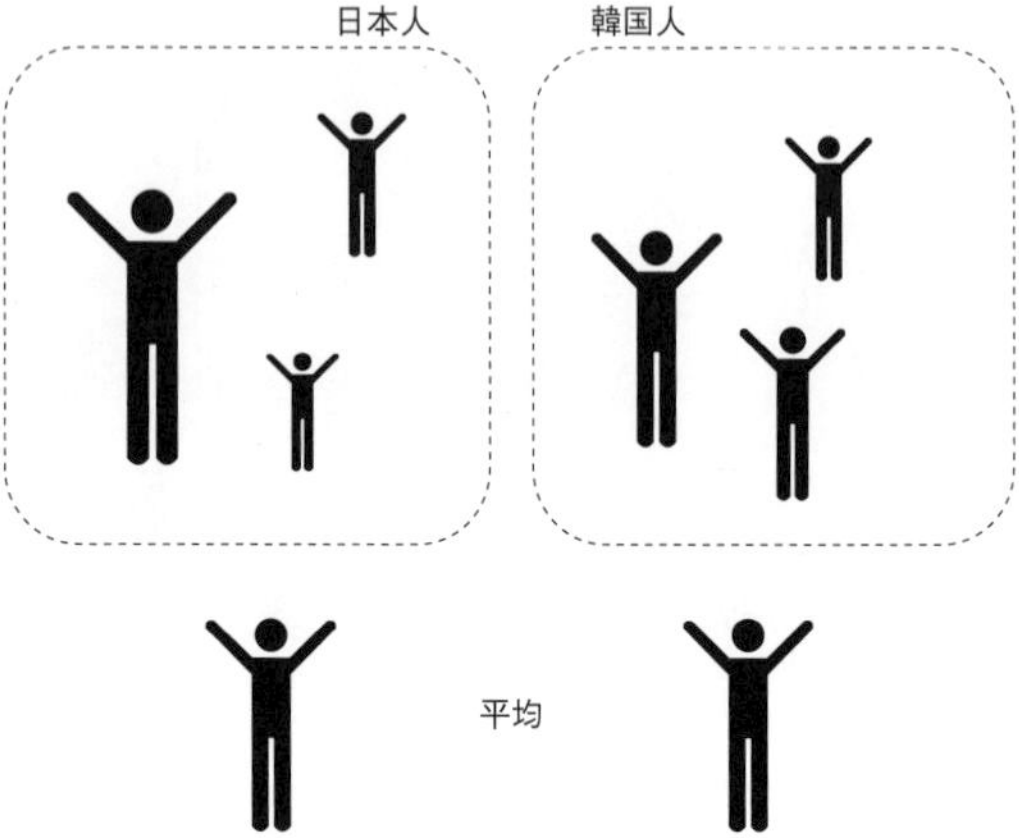

図 6-5　日本人と韓国人

本人と韓国人を別にすることすらおかしいんじゃないか、という議論は当然成り立つわけです。人種間の差は科学的にはほとんどありません。同じ人種内の個体差の方が大きいと言えます。

人種をきちんと定義すると、差別が出てくる。これも確かなのです。日本人と韓国人、ユダヤ人と欧米人、イスラエル人とパレスチナ人には、全然差がないのです。だから人種による研究はやめてしまおうという人と、先ほどの黒人と白人のように、この微妙な差が新しい治療薬の開発に大事なんだ、という考えの人がやはり出てきます。当然アメリカにもこの2つの考えがあって、これからどうしたらいいかということが今、問題になっているのです。

そこでちょっと興味深い例をご紹介しましょう。それは古代DNA研究です。

つまり古代人の骨を取ってきてDNAを調べ、例えばアメリカ先住民がどこから来たか、などの研究が行われています。そういうときにアメリカの先住民であるナバホ族が、遺伝学的研究をやめてくれという法律を成立させたのです。どういうことかというと、ナバホ族というのは創造神話を持っていて、チェンジング・ウーマンという、ある創造神話によって創られてきたので、自分たちのルーツはもう知っている、ナバホ族のDNAをわざわざ調べてどこから来たかを調べる必要はない、と言っているのです。これもまあ1つの考え方です。

ところがもう一方の研究者にとってはナバホのDNAを採って調べることで、集団特有の病気の研究やナバホはどこから来たのか、他の民族との関係はどうか、などを比較することは大事だと考えています。ナバホの人たちはそうではなくて、「ナバホ人、ナバホ族」と言うだけで人種差別だ、部族差別だ、というわけです。もっとひどいのはナバホ族から採ったDNAを用いてルーツを調べますと言いながら、もっと違うことをそのDNAから調べている研究者がいる、つまりDNAが病気の研究以外に使われている、とナバホ族が怒っているのです。皆さんはそれを聞いて、どちらの意見に賛成ですか。人種差別はしてはいけない、だけど病気の研究は良い、という人はいませんか。

そこで今の話をまとめると次のようになります。今まではRace-based medicineといって、人種を基調とした医学が行われていたのです。ところが人種を定義すると問題があるので、Race-conscious medicine、すなわち人種を意識した医学にしたらどうかという考えが出てきました。

やっぱり人種を意識するのは医学的には大切なことです。2020年の『ランセット』の論文では、黒人は白人に比べて筋肉量が多い。筋肉量が多いということは筋肉にのみ存在するクレアチニンの量が多いので、腎機能は白人と黒人は異なる。例えば肥満を研究した人の結果では、アジア人は肥満の人が意外と少ないが、BMIという肥満度を調べてみると、BMIが低くても糖尿病になりやすいということも分かってきました。また白人と黒人の問題では、黒人には高血圧の薬であるACE阻害剤が効きにくいことも分かってきたのです。すなわちほっておくと脳卒中を併発する可能性が非常に大きいということまで分かってきました。だから人種を意識する医学は大事なのではないかという人もいます。いや、そうじゃない、人種と言っただけで人種差別のステレオタイプを増長させる、という声が必ず出てきます。

最近は人種間の結婚が多いので、人種のことも少し考えた方がいいのではないかという人もいます。人種間の結婚でだんだん中間型が多くなるから、そんなこと考えなくてもいいという人もいます。人種の問題というのは難しいですね。人種もこういう医学の問題に関係していることを頭に入れておいてください。

おわりに

本書は、我が国が新型コロナウイルス感染症から回復しつつある2023年初頭から書き始めたものです。感染症がこの10年の生命科学のトピックになるだろうと考えていたのですが、戦争による社会の二極化と生活危機、異常気象による自然災害、など次々とグローバルリスクが襲ってきて、感染症蔓延《まんえん》が遠い昔のことのように思えるほど、時代の流れが速くなったと感じています。

生命科学と聞くと、皆さんは何を思い浮かべるでしょうか。高校で習った生物じゃないの、という声が聞こえそうです。しかしそうではないのです。生命科学は昔の生物学とは全く異なる学問になっています。主役は人間です。種として「ヒト」と書くことになっていますが、人間に関するほぼすべての分野を含むのが生命科学なのです。例えば、食や薬の問題、運動や体調など自分の健康のこと、また病気の治療や生命倫理問題など私たちの健康と生活に密着したテーマを扱う学問が生命科学なのです。そこで本書では、最初の3つの章が私たちの身体・健康に関するもの、あとの3つの章が社会とのつながりのある生命科学というように分けて、発展途上の生命科学の今を見つめるものにしました。

皆さんは驚くかもしれませんが、極端に言ってしまえば、もう発生学とか神経科学、進化学などという学問はすべてなくなり、これらはDNAを基本にした生命科学分野の小さな枝になりつつあります。なぜなら、発生学は個体の一生の時間変化、進化学は長いスパンでの遺伝子の変化、神経科学は脳、というように扱う対象が違うだけなのです。もちろん、植物学、動物学、微生物学という分類も意味のないものになっていて、対象が生物であれば皆同じなのです。

このような時代で何が大切かというと、私たち自身の健康のことと自分たちが住んでいる地球環境のことを詳しく知る、ということです。誤った情報にだまされない、これが一番大切なことなのです。本書では、いろいろなところで市販のサプリメントは効かないなど、皆さんの知っていることと違うことを述べているので、そんなはずがないと思われるかもしれません。はっきり言ってしまえば、市販のサプリメントはほぼ効かず、生命科学関係のベンチャーなどはほぼすべて役に立たないかそれに近いものを扱っているにもかかわらず、それが一般の皆さんには素晴らしいもののように思われている、という現状をお知らせしたいのです。

私は今、本書で示したような内容の生命科学を京都先端科学大学、同志社大学、東京大学で教えています。文理を問わず多方面に進む学生さんたちに生命科学の今を伝えることは重要と考え、問題点があるとすれば一緒に解決策を絞り出してほしいからです。また本務の新潟医療福祉大学では、臨床検査技師、理学療法士を目指す学生さんたちを相手に、専門の生化学、分子生物学の授業を行っており、その合間にこのような話をはさむと食いつきは悪くありません。日本全国、若い学生さんたちの知識欲は際限がないことを強く感じます。しかし、ちょっと残念なこともあります。今年も、東京大学の1年生の授業を担当させてもらっていたのですが、いまだに50年前と同じように、百数十人のクラスでシケプリ委員というのがいて、生命科学の授業ならその委員が授業に出てノートを作り試験問題を予想する、授業に出なかった学生はそのプリントを見て試験勉強をする、などという時代錯誤なことが行われているのです。私はこれを知って非常に残念に思いました。「自分で考えるのが大切で、授業に出ないで他人の作ったプリントで試験勉強するなんて、リーダーを目指す東大生のやることではない」と言い切る学生がいないのが大変困ったことです。

本書は、できるだけ読者の皆さんに関係する話題を取り上げ、皆さんに考えていただきたいという趣旨でわかりやすく説明したつもりです。生命科学のすべてが、この「おわりに」に書いたようなものばかりではありません。素晴らしい進展がどのような未来に進んでいるかが、お分かりいただければ幸いです。本書の制作にあたり、筑摩書房の伊藤笑子さんにはお世話になりました。厚くお礼を申し上げます。

参考文献

第1章
・西村尚子（石浦章一監修）『ヒトの遺伝子と細胞』（技術評論社、2015）
・J. クレブス（伊藤佑子、伊藤俊洋共訳）『食』（丸善出版、2015）
・佐藤眞一『認知症の人の心の中はどうなっているのか？』（光文社新書、2018）
・H. Krehenwinkel et al. The bug in a teacup. *Biol. Lett.* (2022) 18: 20220091
・C. H. van Dyck et al. Lecanemab in early Alzheimer's disease. *New Engl. J. Med.* (2023) 388: 9
・S. Shcherbinin et al. Association of amyloid reduction after Donanemab treatment with tau pathology and clinical outcomes. *JAMA Neurol.* (2022) 79: 1015
・S. Gandy. Anti-amyloid antibodies and novel emerging approaches to Alzheimer's disease in 2023. *Mol. Neurodegeneration* (2023) 18: 66

第2章
・東京大学生命科学教科書編集委員会『現代生命科学　第3版』（羊土社、2021）
・蒲原聖可『ダイエットを医学する』（中公新書、2001）
・夏井睦『炭水化物が人類を滅ぼす』（光文社新書、2013）
・佐藤隆一郎『健康寿命をのばす食べ物の科学』（ちくま新書、2023）
・家森幸男『脳と心で楽しむ食生活』（生活人新書、2007）
・C. Hassan, S. LaMotte. "Keto-like" diet may be associated with a higher risk of heart disease, according to new research. (2023) CNN news, March 6
・B. Nestor et al. Machine learning COVID-19 detection from wearables. *Lancet Digit Health* (2023) Apr 5: e182
・Alanna Vaglanos「『理想的な』男性の体型は、世界19ヵ国でこんなに違った」（ハフポスト）https://www.huffingtonpost.jp/2016/02/19/what-the-ideal-mans-body-looks-like-in-19-countries_n_9278868.html

第3章
・D. ライク（日向やよい訳）『交雑する人類』（NHK出版、2018）
・篠田謙一『人類の起源』（中公新書、2022）
・吉福康郎『スポーツ上達の科学』（ブルーバックス、1990）
・望月修『オリンピックに勝つ物理学』（ブルーバックス、2012）

第4章
・D. マイヤーズ（村上郁也訳）『カラー版 マイヤーズ心理学』（西村書店、2015）
・Z. リンチ（杉本詠美訳、石浦章一監修）『ニューロ・ウォーズ』（イースト

プレス、2010）
・安藤寿康『心はどのように遺伝するか』（ブルーバックス、2000）
・柏木惠子『おとなが育つ条件』（岩波新書、2013）
・A. ニューバーグ（貝谷久宣訳）『神経神学』（北大路書房、2023）
・小林雅一『ブレインテックの衝撃』（祥伝社新書、2021）
・B. Libet. Unconscious cerebral initiative and the role of conscious will in voluntary action. *Behav. and Brain Sci.*（1985）8: 529
・川添愛「言語学バーリ・トゥード」（UP4 月号、2019）

第 5 章
・S. H. バロンデス（石浦章一、丸山敬訳）『心の病気と分子生物学』（日経サイエンス、1994）
・S. Reardon. US could soon approve MDMA therapy — opening an era of psychedelic medicine. *Nature*（2023）616: 428
・C. López-Lloreda. Ketamine no better than placebo at alleviating depression, unusual trial finds. *Science*（2023）May 19

第 6 章
・D. ライク（日向やよい訳）『交雑する人類』（NHK 出版、2018）
・M. Senior. Precision nutrition to boost cancer treatments. *Nature Biotechnol.*（2022）40: 1419
・齋藤加代子、他．脊髄性筋萎縮症における新生児スクリーニング．脳と発達（2023）55: 167
・貝谷久宣．一般社団法人日本筋ジストロフィー協会の歴史と今．MD Frontier（2023）1: 42
・石浦章一．難病の治療薬への希望．現代化学（2022）612: 51

ちくま新書
1778

70歳《さい》までに脳《のう》とからだを健康《けんこう》にする科《か》学《がく》

二〇二四年二月一〇日　第一刷発行

著　者　石浦章一（いしうら・しょういち）
発行者　喜入冬子
発行所　株式会社 筑摩書房
東京都台東区蔵前二―五―三　郵便番号一一一―八七五五
電話番号〇三―五六八七―二六〇一（代表）
装幀者　間村俊一
印刷・製本　株式会社 精興社

ISBN978-4-480-07607-6 C0247

726
40歳からの肉体改造
――頑張らないトレーニング
有吉与志恵
肥満、腰痛、肩こり、関節痛。ストレスで胃が痛む。そろそろ生活習慣病も心配。でも忙しくて運動する時間はない……。それなら効果抜群のこの方法を、どうぞ！

1104
知的生活習慣
外山滋比古
日常のちょっとした工夫を習慣化すれば、誰でも日々向上できるし、人生もやり直せる。『思考の整理学』の著者が齢九十を越えて到達した、知的生活の極意を集大成。

1115
カラダが変わる！　姿勢の科学
石井直方
猫背、肩こり、腰痛、冷え性に悩む人必読！　人体の仕組み、姿勢と病気の関係などを科学的に解説し、効果的なトレーニングを多数紹介する。姿勢改善のバイブル。

1141
これでいいのだ！　瀬尾ごはん
〈カラー新書〉
――台所まわりの哲学
瀬尾幸子
料理は、がんばらなくていい。些細な料理だからこそ、素材の旨さも生きるし、心身がほっとして活力がわく！今日から台所に立つための、入門書。

1301
誰でもカンタン！「いい字」が書ける
――双雲流二〇の極意
武田双雲
上手でなくても「いい字」を書くことは誰にでもできる。ひらがな、漢字、それぞれのルーツと書き方の基本を知り、「いい字」の極意を学ぶ。著者のお手本満載。

1320
定年後の知的生産術
谷岡一郎
仕事や人生で得た経験を生かして、いまこそ研究に没頭するチャンス。情報の取捨選択法、資料整理術、そして著書の刊行へ。「知」の発信者になるノウハウを開陳。

1476
長い老後のためのお金の基本
――年金・貯金・投資がわかる
横山光昭
「年金」「貯金」「投資」「保険」「介護」「相続」のそれぞれで、必ず押さえておくべき知識と情報を家計再生で大人気のFPが解説。今、自分が何をするべきかがわかる。

1537
定年後の作法
林望
定年後の年の取り方に気を付けよう！ 無駄なことに時間を使ったり、偉そうにしたりするのではなく、適度に清潔で品のある人にみられるための方法を伝授する。

1719
心理学をつくった実験30
大芦治
パヴロフの犬、エビングハウスの忘却曲線から、ミルグラムの服従実験やマシュマロテストまで。30の名実験を紹介しつつ、心理学の流れを一望する画期的入門書！

1714
職場のメンタルヘルス・マネジメント
——産業医が教える考え方と実践
川村孝
社員が会社に来なくなった……。悩ましい事例にどう対応したらよいか。実務から考え方まで、管理職や人事担当者が押さえておくべきポイントをわかりやすく解説。

1297
脳の誕生
——発生・発達・進化の謎を解く
大隅典子
思考や運動を司る脳は、一個の細胞を出発点としてどのように出来上がったのか。30週、20年、10億年の各視点から、その小宇宙が形作られる壮大なメカニズムを追う！

1632
ニュースの数字をどう読むか
——統計にだまされないための22章
トム・チヴァース
デイヴィッド・チヴァース
北澤京子訳
ニュースに出てくる統計の数字にはさまざまな裏がある、前提がある。簡単に信じてはいけません。数字にだまされないノウハウを具体例をあげてわかりやすく伝授。

1639
パンデミック監視社会
デイヴィッド・ライアン
松本剛史訳
新型コロナウイルスのパンデミックは監視技術の世界的大流行でもあった。加速する監視資本主義とデータ主義は社会をどう変えるのか。世界的権威による緊急発言。

1425
植物はおいしい
——身近な植物の知られざる秘密
田中修
季節ごとの旬の野菜・果物・穀物から驚きの新品種、香りの効能、認知症予防まで、食べる植物の「すごい」「おもしろい」「ふしぎ」な話題を豊富にご紹介します。

1582
バイアスとは何か
藤田政博
事実や自己、他者をゆがんだかたちで認知する現象、バイアス。それはなぜ起こるのか？　日常のさまざまな場面で生じるバイアスを紹介し、その緩和策を提示する。

1661
リスクを考える
——「専門家まかせ」からの脱却
吉川肇子
なぜ危機を伝える言葉は人々に響かず、平静を呼びかけるメッセージがかえって混乱を招くのか。コミュニケーションの視点からリスクと共に生きるすべを提示する。

339
「わかる」とはどういうことか
——認識の脳科学
山鳥重
人はどんなときに「あ、わかった」「わけがわからない」などと感じるのか。そのとき脳では何が起こっているのだろう。認識と思考の仕組みを説き明す刺激的な試み。

363
からだを読む
養老孟司
自分のものなのに、人はからだのことを知らない。たまにはからだのことを考えてもいいのではないか。口から始まって肛門まで、知られざる人体内部の詳細を見る。

570
人間は脳で食べている
伏木亨
「おいしい」ってどういうこと？　生理学的欲求、脳内物質の状態から、文化的環境や「情報」の効果まで、さまざまな要因を考察し、「おいしさ」の正体に迫る。

879
ヒトの進化　七〇〇万年史
河合信和
画期的な化石の発見が相次ぎ、人類史はいま大幅な書き換えを迫られている。つい一万数千年前まで生きていた謎の小型人類など、最新の発掘成果と学説を解説する。

970
遺伝子の不都合な真実
——すべての能力は遺伝である
安藤寿康
勉強ができるのは生まれつきなのか？　IQ・人格・お金を稼ぐ力まで、「能力」の正体を徹底分析。行動遺伝学の最前線から、遺伝の隠された真実を明かす。

ちくま新書

1315 大人の恐竜図鑑　北村雄一

陸海空を制覇した恐竜の最新研究の成果と雄姿を再現。日本で発見された化石、ブロントサウルスの名前が消えた理由、ティラノサウルスはどれほど強かったか……。

1317 絶滅危惧の地味な虫たち——失われる自然を求めて　小松貴

環境の変化によって滅びゆく虫たち。なかでも誰もが注目しないやつらに会うために、日本各地を探訪する。果たして発見できるのか？　虫への偏愛がダダ漏れ中！

1328 遺伝人類学入門——チンギス・ハンのＤＮＡは何を語るか　太田博樹

古代から現代までのゲノム解析研究が語る、我々のルーツとは。進化とは、遺伝とは、を根本から問いなおし、人類の遺伝子が辿ってきた歴史を縦横無尽に解説する。

1387 ゲノム編集の光と闇——人類の未来に何をもたらすか　青野由利

世界を驚愕させた「ゲノム編集ベビー誕生」の発表。生命の設計図を自在に改変する最先端の技術を基礎から解きほぐし、利益と問題点のせめぎ合いを真摯に追う。

1389 中学生にもわかる化学史　左巻健男

世界は何からできているのだろう。この大いなる疑問に挑み続けた道程を歴史エピソードで振り返る。古代哲学者から錬金術、最先端技術のすごさまで！

1442 ヒトの発達の謎を解く——胎児期から人類の未来まで　明和政子

イヤイヤ期はなぜ起きる？　思春期に感情が暴走するのはなぜ？　デジタル化は脳に影響あるの？　ヒトの本質に焦点をあてて、脳と心の成長を科学的に解明する。

1566 ダイオウイカ vs. マッコウクジラ——図説・深海の怪物たち　北村雄一

海の男たちが恐怖したオオウミヘビや日本の漁船が引きあげたニューネッシーの正体は何だったのか。深海に蠢く奇々怪々な生物の姿と生態を迫力のイラストで解説。

1607
魚にも自分がわかる
――動物認知研究の最先端
幸田正典
魚が鏡を見て、体についた寄生虫をとろうとする⁉「魚の自己意識」に取り組む世界で唯一の研究室が、動物の賢さをめぐる常識をひっくり返す！

998
医療幻想
――「思い込み」が患者を殺す
久坂部羊
点滴は血を薄めるだけ、消毒は傷の治りを遅くする、抗がん剤ではがんは治らない……。日本医療を覆う、根拠のない幻想の実態に迫る！

1118
出生前診断
西山深雪
出生前診断とはどういう検査なのか、何がわかるのか。最新技術を客観的にわかりやすく解説。診断を受けるべきかを迷う人々に、出産への考え方に応じた指針を示す。

1261
医療者が語る答えなき世界
――「いのちの守り人」の人類学
磯野真穂
医療現場にはお堅いイメージがある。しかし実際はあいまいで豊かな世界が広がっている。フィールドワークによって明らかにされる医療者の胸の内を見てみよう。

1584
認知症そのままでいい
上田諭
「本人の思い」を大切にしていますか？　治らなくていい、と知れば周囲も楽になれる。身構えずに受け入れるためのヒントを、認知症の専門医がアドバイスします。

1178
銅像歴史散歩〈カラー新書〉
墨威宏
歴史的人物や偉人の像、アニメのキャラクター像など日本全国の銅像を訪ね歩き、カラー写真と共に、豊富なエピソードや現地の情報を盛り込んで紹介する楽しい一冊。

1731
ゴルフ白熱教室
本條強
ゴルフにただ一つの正解はない。あるのはあなたに合う方法だけ。この中には、何年たってもよくならないあなたのスコアをよくするヒントが必ずあります。

ちくま新書

1689
理数探究の考え方
石浦章一
高校の新科目「理数探究」では何を学ぶのか。数学の確率的思考、理科の実験のデザイン方法など、自らどう学びどうアウトプットするかを事例豊富に案内します。

1723
健康寿命をのばす食べ物の科学
佐藤隆一郎
健康食品では病気は治せない？　代謝のメカニズムから、丈夫な骨や筋肉のしくみ、本当に必要不可欠な栄養素まで。健康に長生きするために知っておきたい食の科学。

1644
こんなに変わった理科教科書
左巻健男
えっ、いまは習わないの？　かいちゅうと十二指腸虫の写真入り解説、有精卵の成長観察、解剖実験などはなぜ消えたのか。戦後日本の教育を理科教科書で振り返る。

1592
リンパのふしぎ
——未病の仕組みを解き明かす
大橋俊夫
全身の血管と細胞のすき間を満たし流れるリンパは、病気を未然に防ぐからだの仕組みに直結している。免疫力、癌治療、水分摂取……研究の最新情報を豊富に紹介。

1766
レビー小体型認知症とは何か
——患者と医師が語りつくしてわかったこと
樋口直美
内門大丈
どんな症状の時に疑うべきか、治療や薬で気をつけることは何か、アルツハイマー病など他の認知症との違い、日常の工夫など、患者自身と専門医が語りつくした。

1663
間違いだらけの風邪診療
——その薬、本当に効果がありますか？
永田理希
鼻・のど・咳・発熱などの不調が出た時、病院に行きますか？　どんな薬を飲みますか？　昔の常識は今の非常識。敏腕開業医が診断と治療法のリアルを解説します。

1747
大還暦
——人生に年齢の「壁」はない
島田裕巳
これが、日本版「ＬＩＦＥ ＳＨＩＦＴ」だ！　人生120年時代、もはや今までの生き方は通用しない。最期まで充実して楽しく過ごすヒントを、提案する。